QUAND LE SOMMEIL NOUS ÉVEILLE

DORMIR POUR CONSTRUIRE SON CERVEAU

Dr MARC REY
AVEC LA COLLABORATION D'ISABELLE BROKMAN

QUAND LE SOMMEIL NOUS ÉVEILLE

DORMIR POUR CONSTRUIRE SON CERVEAU

SOLAR
EDITIONS

À Christiane,
qui n'aura connu que le premier chapitre.

Sommaire

Introduction

Je dors mal. J'ai perdu le sommeil, j'aimerais mieux dormir... Ces expressions, souvent ressassées à l'envi, nous feraient croire que le sommeil est un objet caché sous notre lit et que nous n'arrivons plus à le retrouver. Mais, au fond, qu'est-ce que le sommeil ? Comment retrouver quelque chose dont souvent nous ignorons tout ? Pour améliorer la qualité de nos nuits, nous devons rechercher non pas le sommeil, mais notre sommeil. Il n'est pas forcément semblable à celui de notre voisin, qui déclare le trouver sans problème tous les soirs... Comment organiser la recherche de notre sommeil singulier ?

Les interrogations sur le sommeil existent depuis la nuit des temps. Nous le redoutons et le convoitons tout à la fois.

Nous le redoutons, car le lâcher-prise et l'abandon nécessaires au sommeil nous rendent vulnérables. Dormir, c'est ne plus rien contrôler. Reviendrons-nous à nous-mêmes après ce voyage ?

Nous le convoitons car, au réveil d'un bon sommeil, nous nous sentons capables de déplacer des montagnes.

Longtemps, le sommeil a représenté un état mystérieux. Pour de nombreuses cultures, des forces spirituelles communiquent avec les hommes à travers leurs songes. La mythologie est riche de ces récits. La plupart des civilisations, hormis la nôtre, ont une très haute idée du sommeil et le placent dans leur panthéon. La mythologie grecque, dans un raccourci saisissant, réunit dans la même généalogie divine la nuit, le sommeil, le rêve et la mort : Morphée, dieu des Rêves, est le fils de Nyx, déesse de la Nuit, et d'Hypnos, dieu du Sommeil, lui-même frère jumeau de Thanatos, dieu de la Mort. Au travers de cette famille s'expriment ainsi les angoisses et les désirs qui vont peupler l'obscurité de nos nuits.

Pour lutter contre les dangers de la nuit au Moyen Âge, on peint des représentations de saints sur les lits et les berceaux, et on recommande, avant de s'endormir, d'invoquer son ange gardien, et surtout de faire des prières. Le sommeil serait, comme la mort, un passage avant l'éveil à une vie meilleure. Mais le sommeil est également un moment de contact avec les dieux, les disparus, un au-delà du réel, une vie fantasmée au travers de nos rêves. Le sommeil est riche de sens. Le sommeil n'est alors plus une petite mort, mais l'endroit de tous les possibles, d'une vie rêvée. Le sommeil nous prépare au lendemain, fort de nos désirs, de notre énergie, d'un réel sur lequel agir.

Notre société n'a pas retenu ces aspects positifs du sommeil, ne le considérant que comme un état passif, une espèce de temps perdu, un moment vide de sens. Cette déconsidération du sommeil a conduit à sa progressive dégradation. Si nous dédaignons le sommeil, nous en sommes pourtant avides, car nous savons bien à quel point il conditionne notre vie éveillée. C'est tout le paradoxe de notre société. La « plainte sommeil » est devenue très fréquente, et les troubles du sommeil sont désormais un problème de santé publique.

Parallèlement, nos connaissances sur le sommeil et ses altérations ont connu un développement considérable, souvent ignoré du grand public. L'étude du sommeil est récente. Il a fallu attendre 1968 pour que les scientifiques se mettent d'accord sur la façon de définir les stades de sommeil. La médecine du sommeil n'a été reconnue comme une spécialité médicale aux États-Unis qu'en 1985. Elle vient d'être reconnue au niveau académique en France. Grande souffrance et grande ignorance vont souvent de pair.

Si nous voulons moins souffrir de notre sommeil, nous devons mieux le connaître.

Qu'est-ce que le sommeil ? À quoi sert-il ? La science nous apprend que le sommeil n'est pas un état passif. C'est un état actif, dans lequel notre cerveau effectue un retraitement des informations acquises dans la journée. Les neurosciences montrent l'importance du sommeil dans la construction cérébrale et la mémorisation. Les privations de sommeil altèrent notre cerveau. Ces altérations, visibles sur les examens d'IRM (imagerie par résonance magnétique) du cerveau, sont particulièrement nettes chez l'enfant. Les neurosciences ont prouvé que, pendant que nous dormons, nous construisons notre cerveau. Si nous ne dormons pas assez, certaines régions cérébrales se développent moins bien.

La construction cérébrale suit des rythmes désormais bien connus. Elle est progressive, de la naissance à l'âge adulte. Le rythme veille-sommeil ne nous est pas donné à la naissance. Nous devons le construire avec l'aide de nos parents et dans les interactions socioculturelles. Ce rythme se met en place avec l'ensemble des rythmes biologiques. La connaissance des rythmes biologiques a donné naissance à un nouveau corpus de connaissance, la chronobiologie. Elle aussi est récente, et de ce fait mal connue, voire caricaturée. Certes, il existe des moments privilégiés pour dormir, manger, etc., mais ces moments ne sont pas les mêmes pour tout le monde, et nous devons trouver des temps communs pour vivre ensemble. Il nous faut donc apprendre à harmoniser nos rythmes. Les nouveaux rythmes sociaux font souvent l'impasse sur les rythmes biologiques. On nous fait croire que le sommeil, de collectif, serait devenu strictement individuel. Il est vrai qu'avant l'électricité le rythme veille-sommeil se calait sur le rythme lumière-obscurité, et des milliers d'années d'évolution avaient ajusté plus ou moins précisément l'ensemble des rythmes biologiques sur ce rythme fondamental. Nous sommes des animaux diurnes. Avec l'électricité, qui a éclairé nos nuits, notre organisation sociale s'est partiellement libérée du rythme lumière-obscurité. Nous avons alors l'illusion que le rythme veille-sommeil est devenu une affaire privée dans laquelle la société n'a plus rien à voir. Pourtant, les troubles du sommeil se développent et on parle de plus en plus souvent de « jetlag social », autrement dit de décalage entre notre rythme biologique et nos rythmes sociaux! Nous souffrons de dissonances entre ces rythmes. Pour raccorder les rythmes sociaux et biologiques, il faut apprendre à les connaître. Chacun doit trouver le sien et le gérer dans l'interaction avec les autres. Il ne faut pas imposer un rythme. Ces rythmes évoluent au cours de la vie, et le diktat d'un seul rythme est une négation de notre diversité biologique. Les adeptes du lever à 4-5 heures du matin qui envahissent les réseaux sociaux aux États-Unis ne font le plus souvent qu'accroître leur dette de sommeil. Celui qui a besoin de 8 heures de sommeil pour être en forme et qui décide de se lever à 4 h 30 pour démarrer sa journée devra se coucher à 20 h 30. C'est peut-être possible aux États-Unis, où la journée de travail se termine tôt, mais c'est totalement impossible en France pour l'immense majorité d'entre nous.

Les clés pour un sommeil réussi passent par le croisement de plusieurs données qui nous sont propres. Connaître son sommeil, c'est identifier le sommeil que l'on fait effectivement, celui dont on a besoin réellement et le moment qui nous est le plus propice pour dormir. Nous pouvons alors adapter notre rythme de vie à nos besoins, si toutefois la société nous en laisse l'opportunité. Cette connaissance précise permet, le cas échéant, de gérer l'écart imposé entre ce qui nous va bien et nos contraintes de vie, car les capacités d'adaptation de l'homme sont grandes.

Ce livre va tenter de répondre à cette quête d'un sommeil réussi dont l'actualité est devenue obsédante pour un grand nombre d'entre nous…

« Attrape-moi un poisson et j'aurai à manger aujourd'hui ; apprends-moi à pêcher et j'aurai à manger toute la vie. » On pourrait transformer ce proverbe chinois en : « Donne-moi un somnifère et je dormirai une nuit ; apprends-moi le sommeil et je dormirai toute ma vie. »

Prologue
La nuit d'Alice et de Jack

Il est 22 h 30. Le film vient de se terminer. Jack éteint la télévision, Alice passe à la salle de bains. Quand elle rejoint Jack dans le lit, il dort déjà. Elle est toujours surprise par la rapidité d'endormissement de Jack. Il pose sa tête sur l'oreiller et, dans les minutes qui suivent, sa respiration se fait plus régulière, discrètement sonore. Si Alice lui parle, il ne répond plus. Alice sait que son propre endormissement est plus lent. Elle écoute les bruits de la maison, les ombres de la chambre prennent parfois des formes étranges. Curieusement, elle a l'impression de les voir à travers ses paupières closes. Elle pense à ce qu'elle devra faire demain, mais ses pensées s'embrouillent. Alice lâche prise progressivement.

Il est 1 h 30. Alice s'est un peu découverte, elle remonte le drap. Il lui semble qu'elle était en train de rêver, mais elle ne sait pas à quoi. La respiration de Jack s'est faite plus bruyante. En fait, il ronfle. Son ronflement s'interrompt pour le laisser marmonner quelque chose. Alice lui demande ce qu'il a dit mais, pour toute réponse, Jack se retourne et se met sur le côté. Le ronflement s'arrête. Alice part pour son troisième cycle de sommeil.

Il est 3 heures. Jack s'est levé pour aller aux toilettes. Alice a fait un rêve étrange. Elle était dans un bois, un peu le même que celui où ils se sont promenés la semaine dernière, et ils arrivaient dans leur maison. C'était leur maison, mais ce n'était pas l'appartement où ils habitent. Alice se demande si ce rêve annonce le fait qu'ils auront une villa. Il faudra qu'elle en parle demain à Jack. Il s'est recouché et il la prend dans ses bras. Cela tombe bien, elle avait un peu froid. Elle voudrait parler à Jack, mais le sommeil la reprend.

Il est 5 heures. Jack se lève, comme tous les matins. Dans un demi-sommeil, elle perçoit les bruits de la rue, les bruits de Jack dans la maison. Il prend son café, puis fait des devis au salon. Elle n'est pas pressée de se lever. Il lui semble qu'elle est complètement réveillée, mais quand elle regarde le réveil, il est 6 h 30. Elle a dû se rendormir.

Elle décide de se lever, prend une tasse de café et va voir Jack dans le salon :

— Tu as bien dormi, mon chéri ?

— Comme un plomb, hormis quand le camion s'est planté. Et toi ?

— J'ai fait un rêve, mais je ne m'en souviens pas bien. Je voulais t'en parler quand tu es revenu des toilettes… Je n'ai pas osé. Je me demande ce qu'il voulait dire. Un camion s'est planté ? Je n'ai rien entendu. Tu es sûr que tu ne l'as pas rêvé ?

— Non, cela m'a réveillé et je ne rêve jamais. Mais tu dormais à poings fermés quand c'est arrivé. Tu vois bien que tu n'as pas le sommeil aussi léger que tu le dis.

Voilà une nuit ordinaire, avec ses ombres et ses mystères. Comment expliquer que nos deux personnages aient vécu leur nuit de manière aussi différente en partageant le même lit ?

La vitesse d'endormissement semble différente entre Jack et Alice, les souvenirs de la nuit et leur perception du sommeil aussi. Le sommeil d'Alice et celui de Jack, comme celui de chacun d'entre nous, sont organisés en cycles qui se succèdent. Cette organisation cyclique du sommeil se traduit par des éveils plus ou moins complets à la fin de chaque cycle : Alice s'est réveillée quatre fois alors que Jack semble ne s'être réveillé tout à fait que deux fois, d'abord au moment de l'accident du camion, ensuite pour aller aux toilettes. Quand Alice se réveille à la fin d'un cycle, elle semble sortir d'un rêve. Les rêves surviennent plus souvent dans un stade particulier de sommeil : le sommeil paradoxal. Les autres stades de sommeil (le sommeil lent) sont moins riches en activités mentales.

Que se passe-t-il quand on s'endort ? Que fait notre cerveau pendant notre sommeil ? Qu'est-ce que le sommeil ? Une pause ? Une absence ? Un état ? Un comportement ? Un mystère qui nous dévoile ?

Le sommeil, un univers riche et mystérieux

Notre sommeil nous est familier. Il est notre compagnon fidèle. Pourtant, lorsqu'il nous trahit, lorsqu'il n'est pas au rendez-vous que nous lui fixons, notre incompréhension est totale et l'inquiétude guette. Aujourd'hui, notre vie est bien différente de celle de nos parents ou de nos grands-parents. Travail, loisirs, transports, technologie, alimentation, tout a changé. Nos horaires de travail sont beaucoup plus variables. Plus de 6 millions de Français travaillent en horaires décalés. La journée continue est la règle pour la majorité d'entre nous. Pour se rendre au travail, les temps de transport se sont allongés. Le développement des transports aériens permet à certains de franchir assez souvent de nombreux fuseaux horaires, entraînant des problèmes de décalage horaire. Grâce au multimédia (télévision, internet), nos soirées s'allongent, retardant notre heure de coucher... De changements en bouleversements, insidieusement ou radicalement, nous avons modifié nos manières d'être au cours des dernières décennies. Comment s'étonner, alors, que les modifications de nos rythmes sociaux aient altéré notre sommeil ? Nous ne nous sommes pas rendu compte de la dégradation progressive de nos nuits. Aujourd'hui, la « plainte sommeil » est devenue un problème de santé publique. Selon une étude[1] de l'Institut national de prévention et d'éducation pour la santé (INPES) réalisée en 2008, près d'un Français sur deux considère ne pas dormir assez. Face au sentiment de « mal dormir », nous nous trouvons démunis. Il nous appartient donc d'apprendre à mieux connaître le sommeil pour lutter contre sa détérioration. Mieux connaître le sommeil, et surtout l'apprivoiser, l'apaiser et estimer notre propre besoin de sommeil. Nous sommes tous des dormeurs singuliers. Nos besoins sont intimes, personnels et fluctuants selon les périodes de la vie. La seule norme qui vaille, c'est celle qui nous va bien, qui nous maintient en forme. Le bon sommeil, c'est le nôtre, et il n'a souvent rien à voir avec celui du voisin... ou du compagnon de lit.

Pour les scientifiques, la connaissance du sommeil est très récente. Elle a commencé à se construire dans les années 1950 grâce à l'enregistrement de l'activité électrique du cerveau pendant le sommeil. Elle s'est accélérée à partir des années 1980 avec les enregistrements numériques. Sur support papier, une seule nuit de sommeil couvre plus de mille cinq cents pages. Cette lecture est longue et fastidieuse. Avec l'arrivée des ordinateurs, les enregistrements se sont multipliés et leur lecture s'est simplifiée.

Chaque fois que nous dormons, nous partons pour un voyage riche en événements, en séquences, en phases.

1. « Les Français et leur sommeil », INPES, 2008.

Nous n'arrêtons pas de vivre, nous ne nous mettons pas sur pause en attendant un redémarrage de notre vie psychique au matin. Le sommeil n'est pas un moment d'absence. La science a permis de découvrir que notre cerveau fonctionne à plein régime quand nous dormons. Nous tirons des bénéfices psychiques, physiologiques et métaboliques du sommeil. Un homme qui dort est un homme qui vit pleinement.

Tout ce qui est vivant dort

Le sommeil est un état qui s'observe dans l'ensemble du monde vivant. Aucun organisme ne peut fonctionner à plein régime en permanence. Une alternance de périodes d'activité et de périodes de repos est indispensable. Mais le repos et le sommeil sont-ils de même nature ?

De la dormance[1] des végétaux en hiver au sommeil humain, la conception dominante du sommeil a longtemps été un ralentissement diffus du métabolisme, de la dépense énergétique, une sorte de mise à l'arrêt. La réalité est beaucoup plus complexe. Si la principale caractéristique du sommeil était le ralentissement du métabolisme, alors le sommeil et l'hibernation seraient deux états voisins, or ils sont très différents.

Lors de l'hibernation, la dépense énergétique est réduite au maximum, la température centrale de l'organisme qui entre en hibernation chute au-dessous de 10 degrés Celsius et l'activité électrique du cerveau

1. État d'inactivité biologique se traduisant par l'arrêt momentané du développement.

s'arrête : l'électroencéphalogramme est plat comme dans la mort cérébrale. Bien loin du sommeil, donc. Nous ne traversons pas nos nuits le corps réfrigéré et le cerveau à plat. Nous sommes totalement actifs et vivants quand nous dormons. Nous ne ralentissons pas… nous vivons autrement.

En effet, le sommeil est non seulement un état, mais surtout un comportement.

Un animal qui dort est reconnaissable à son attitude. Il prend une position particulière, souvent dans un lieu qu'il a choisi, parfois consciencieusement, et sa réponse aux stimulations est diminuée, voire absente. Ces deux critères comportementaux (position et réactivité aux stimulations amoindrie) permettent de caractériser le sommeil dans le règne animal. Ils ont permis, par exemple, l'étude du sommeil chez la mouche.

Quand une mouche dort dans la journée, elle est immobile pendant plus de 5 minutes ; elle est alors plus facile à attraper, car sa vigilance est diminuée. Pendant la nuit, dans l'obscurité, ses phases d'immobilité sont beaucoup plus longues : elles peuvent durer 60 minutes.

Chez les mammifères, ces critères comportementaux simples, comme l'immobilité et la baisse de réactivité, sont associés à des activités électriques cérébrales particulières, dans le jargon scientifique des aspects électroencéphalographiques (EEG) spécifiques. Ces activités EEG spécifiques au sommeil permettent une description plus riche et plus variée du sommeil du mammifère que de celui de la mouche. Pour comprendre comment marche le sommeil chez un mammifère, il faut connaître le fonctionnement du système nerveux et son organisation générale. Cette connaissance du système nerveux s'est considérablement développée au cours des trente dernières années. Elle a permis de mieux comprendre le rôle du cortex cérébral dans les fonctions cognitives (mémoire, attention, langage, pensée) et la complexité des réseaux de neurones impliqués dans les états de veille et de sommeil. Cette connaissance a conduit à la découverte de nombreux médicaments, dont les somnifères, et de leurs effets négatifs lors des prises trop prolongées.

Deux grandes régions du système nerveux central sont particulièrement impliquées dans l'organisation de la veille et du sommeil : le tronc cérébral et l'hypothalamus.

Le tronc cérébral, échangeur capital

Victime d'un traumatisme crânien, un sujet perd connaissance et parfois tombe dans le coma. Cet état a longtemps été considéré comme un sommeil dont on ne parvient pas à sortir, même en étant fortement stimulé. Lorsqu'un sujet est dans le coma, les médecins commencent par chercher l'endroit qui est lésé pour l'expliquer. Parfois, le cerveau est indemne de toute lésion alors qu'on observe des altérations au niveau du tronc cérébral. Ce dernier, situé dans la boîte crânienne, est une sorte de tige surplombée par le cerveau. Il est le lieu par lequel passent tout ce qui entre dans le cerveau et tout ce qui en sort. Une sorte d'échangeur cérébral, qui comporte des autoroutes pour laisser passer les informations dans les deux sens, des dérivations qui règlent notre vie végétative (notre respiration, notre rythme cardiaque, notre tonus musculaire...) et certains noyaux — des amas cellulaires, comme des « boules de neurones » — qui agissent sur notre éveil et notre sommeil.

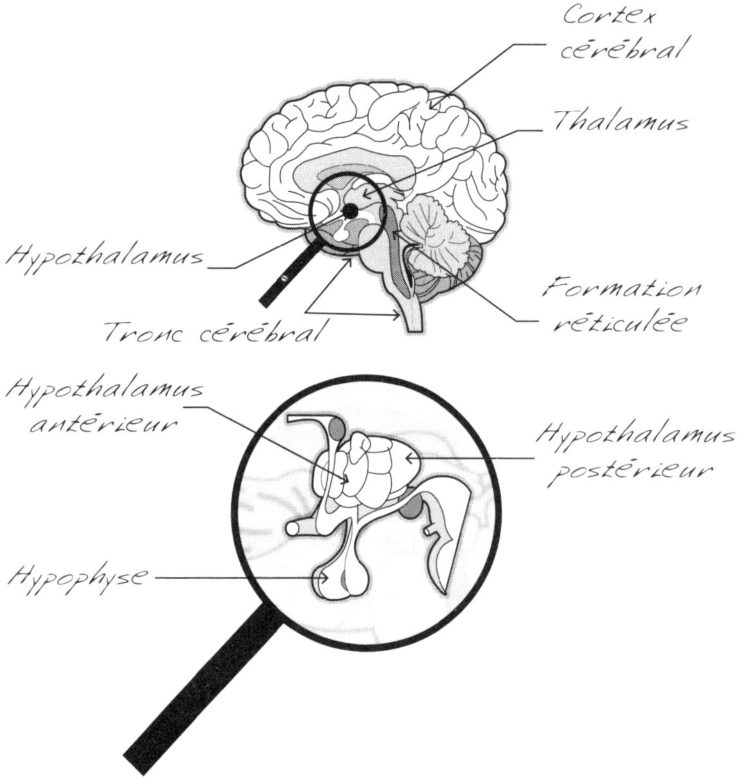

Figure 1 : vue schématique de l'encéphale de profil et de l'hypothalamus.

Dans les années 1930, pour vérifier l'analogie coma-sommeil, des neurophysiologistes étudient les mécanismes du sommeil en pratiquant des lésions sur le tronc cérébral. À Bruxelles en 1937, le professeur Frédéric Bremer montre que, chez l'animal, la section entre la moelle épinière et le tronc cérébral ne fait pas disparaître l'alternance d'états éveillés et d'états endormis. En revanche, la section de la partie haute du tronc cérébral provoque un coma dont l'animal ne sortira plus. Ces résultats conduisent les chercheurs de cette époque à penser que les systèmes d'éveil sont localisés dans le tronc cérébral. Le sommeil est alors considéré comme un genre de coma, une absence d'éveil.

Entre 1946 et 1949 à l'université de Chicago, les professeurs Horace Magoun et Guiseppi Moruzzi effectuent des lésions et des stimulations focalisées dans le tronc cérébral, et découvrent ce qu'ils appellent le « système activateur ascendant ». Ce système est constitué de plusieurs noyaux, dont la lésion diminue l'éveil et dont, au contraire, la stimulation permet le réveil d'un animal endormi.

Tous ces résultats semblent indiquer que le sommeil n'est que l'absence d'éveil et qu'il survient dès que tous les systèmes qui ont pour fonction de nous maintenir éveillés sont mis en arrêt. Mais comment s'arrêtent les systèmes d'éveil ? En première hypothèse, on peut supposer qu'ils s'arrêtent quand ils ne sont plus stimulés. Pour dormir, il semble naturel de s'installer dans un endroit sombre, à l'écart du bruit, et de mettre à distance les stimulations extérieures. Cependant, les expériences de privation sensorielle, réalisées à partir des années 1950, n'ont pas forcément conduit les sujets qui s'y sont prêtés vers le sommeil. Il ne suffit donc pas de se mettre au calme pour s'endormir.

Du sommeil passif au sommeil actif

La conception du sommeil va changer à partir des résultats obtenus dans les années 1970 grâce au professeur Michel Jouvet et à son équipe, à Lyon[1]. Ils montrent

1. M. Jouvet, *Pourquoi rêvons-nous ? Pourquoi dormons-nous ? Où, quand comment,* Odile Jacob, 2000.

que la destruction de certains noyaux du tronc cérébral provoque non pas une hypersomnie (une augmentation du sommeil) ou un coma, mais une insomnie totale de l'animal. Le neuromédiateur de ces noyaux est découvert : il s'agit de la sérotonine. Un neuromédiateur est une substance sécrétée par un neurone à son extrémité et qui sert de messager pour le neurone suivant. Après destruction de ces noyaux, l'animal ne dort plus du tout. Il retrouve le sommeil lorsqu'on lui administre à nouveau de la sérotonine. Cet ensemble de résultats expérimentaux ouvre la voie à une conception plus active du sommeil. Certains réseaux de neurones doivent donc s'activer pour que nous puissions dormir. En clair, notre cerveau agit pour produire du sommeil.

La sérotonine, vous ne la connaissez pas forcément, mais le Prozac, vous en avez sûrement entendu parler. C'est le premier produit d'une classe de médicaments développés pour augmenter la durée d'action de la sérotonine. Ces médicaments sont des antidépresseurs. Dépression et sommeil sont donc liés. Quand je manque de sommeil, je deviens triste, et quand je suis insomniaque, la mélancolie guette…

Avec la sérotonine, il serait tentant de croire que le neuromédiateur du sommeil a été détecté. Si je n'ai plus de sérotonine, je deviens insomniaque. Si je veux dormir, il me suffirait de prendre de la sérotonine. Les mécanismes du sommeil sont cependant beaucoup plus complexes. La sérotonine n'est pas un somnifère. Les neurones à sérotonine, enregistrés chez le chat libre de ses mouvements[1], sont très actifs lors de la veille et diminuent leur activité

1. D.J. McGinty et R.M. Harper, "Dorsal raphe neurons: depression of firing during sleep in cats", *Brain Research* 101 (1976) 569-575.

pendant le sommeil. Ces neurones préparent le sommeil de la nuit pendant la journée, mais le mécanisme de cette préparation n'est pas encore totalement élucidé.

Cette conception active du sommeil va permettre de mieux comprendre un type de sommeil particulier, que Michel Jouvet a proposé d'appeler « sommeil paradoxal ». La découverte de cet état s'étale entre 1953 et 1959. En 1953, Aserinsky et Kleitman, des chercheurs américains, mettent en évidence une période de sommeil pendant laquelle le sujet bouge les yeux. Ils vont l'appeler « phase des mouvements oculaires rapides » (*REM sleep* en anglais, pour *rapid eye mouvement sleep*). En 1959, Jouvet et son équipe lyonnaise mettent en évidence que, pendant cette phase des mouvements oculaires, le sujet est aussi paralysé. Pendant que nous dormons en sommeil lent, nous ne bougeons pas, mais nous conservons un certain tonus postural ; nous pouvons dormir assis. Au cours du sommeil paradoxal, ce tonus postural disparaît. Si vous voyez un cheval complètement allongé sur le flanc dans un champ, il y a des chances qu'il soit en sommeil paradoxal.

L'adoption par la communauté scientifique internationale de ce troisième état de vigilance (veille, sommeil lent, sommeil paradoxal) a pris quelques années... Cet état se caractérise par une activité électrique cérébrale rapide, comme si le sujet était éveillé, et un comportement de dormeur dans un sommeil profond. On comprend le terme de « sommeil paradoxal » proposé par Jouvet ! Cet état de sommeil était naturellement très difficile à admettre tant que la conception du sommeil était une conception purement passive. Le sommeil paradoxal se caractérise donc par le fait que le sujet bouge les yeux sous les paupières (mouvements oculaires rapides), qu'il est paralysé (hypotonie) et que son cerveau est très actif. Quand on réveille un sujet en phase de sommeil paradoxal, il est capable, près de huit fois sur dix, de raconter un rêve...

Une grande partie de la machinerie neuronale responsable des différentes caractéristiques du sommeil paradoxal est contenue dans le tronc cérébral, mais les dernières recherches mettent également en évidence l'importance de certains noyaux hypothalamiques.

L'hypothalamus, double régulateur du sommeil

En 1918, l'épidémie de grippe espagnole va faire 25 millions de victimes. Constantin von Economo, un neurologue viennois, décrit chez les sujets atteints par une forme sévère de cette grippe trois types de manifestations cliniques neurologiques : des patients « léthargiques », qui dorment en permanence, des patients insomniaques et des patients qui bougent avec difficulté, comme au ralenti. Les deux premiers types de manifestations apparaissent au stade aigu de la maladie, alors que le troisième correspond aux formes chroniques et ressemble à la maladie de Parkinson. Au stade aigu de la maladie, près de 40 % des patients décèdent. Von Economo va analyser les lésions cérébrales de ces patients[1]. Il observe qu'ils ont des lésions de la région hypothalamique. Il faut savoir que l'hypothalamus est un

1. L.C. Triarhou, "History of neuroscience: the percipient observations of Constantin von Economo on encephalitis lethargica and sleep disruption and their lasting impact on contemporary sleep research", *Brain Research Bulletin* 69 (2006) 244-258.

ensemble de noyaux régulateurs des besoins de base de l'organisme. Il comporte des neurones qui interviennent pour « alerter » le cerveau et faire ressentir qu'il est nécessaire de manger, de boire, de se réchauffer ou de dormir. Les patients totalement insomniaques avaient des lésions dans la partie avant de l'hypothalamus, alors que les patients qui dormaient beaucoup avaient des lésions dans la partie arrière de l'hypothalamus. Conclusion : il existe au niveau de l'hypothalamus d'une part un centre du sommeil et d'autre part un centre de l'éveil.

Pendant un demi-siècle, ces données obtenues chez l'homme restent peu connues des expérimentateurs qui travaillent sur les centres du sommeil chez l'animal, d'autant que l'hypothalamus est difficile d'accès... Il faudra attendre la fin des années 1960 pour que les chercheurs s'intéressent aux centres hypothalamiques de la veille et du sommeil. Ils vont découvrir les réseaux neuronaux hypothalamiques impliqués dans le rythme veille-sommeil.

Premier acteur de notre sommeil, au niveau de l'avant de l'hypothalamus, un noyau particulier (le noyau ventrolatéral préoptique, VLPO) contient des neurones très actifs pendant le sommeil. Ce sont eux qui bloquent nos principaux systèmes d'éveil. Ils utilisent comme neuromédiateur l'acide gamma-aminobutyrique (GABA). Toute une classe de médicaments très utilisés, les benzodiazépines (Temesta, Tranxène, Xanax, Lexomil...), agissent comme le GABA et bloquent les systèmes d'éveil. On comprend que cette classe de médicaments facilite le sommeil, et que certains d'entre eux soient utilisés comme somnifères...

Au niveau de l'arrière de l'hypothalamus, deux types de neurones veillent au contraire sur notre éveil : des neurones à histamine (les antihistaminiques utilisés pour combattre les allergies rendent souvent somnolents) et des neurones à hypocrétine. Ces derniers neurones ont été mis en évidence par des chercheurs qui travaillaient sur la prise alimentaire. Le professeur Masashi Yanagisawa et son équipe, à l'université de Dallas (Texas), ont découvert ces nouveaux neuromédiateurs en 1998[1]. Ils les ont baptisés « orexines », car leur administration à des rats augmentait de façon très importante la prise alimentaire de ces animaux. Ce neuromédiateur stimule l'appétit. Par la suite, il a été montré que les neurones à hypocrétine et les neurones à orexine sont les mêmes. Ces neurones sont donc à la fois impliqués dans l'éveil et dans la recherche de nourriture. Autrement dit, ils ont pour fonction à la fois de nous maintenir éveillés et de signaler que nous avons faim. Il est vrai que l'homme avait intérêt à être bien réveillé, avant l'invention des supermarchés et du frigo, quand il devait trouver de quoi se nourrir…

Tous ces centres sont en interaction

Ces centres hypothalamiques d'éveil et de sommeil interagissent entre eux et avec les centres du tronc cérébral. Toutes ces interactions, lorsqu'elles fonctionnent bien, conduisent à l'alternance harmonieuse des états de veille et de sommeil.

1. T. Sakurai, A. Amemiya, M. Ishii, I. Matsuzaki, R.M. Chemelli, H. Tanaka, S.C. Williams, J.A. Richardson, G.P. Kozlowski, S. Wilson, J.R. Arch, R.E. Buckingham, A.C. Haynes, S.A. Carr, R.S. Annan, D.E. McNulty, W.S. Liu, J.A. Terrett, N.A. Elshourbagy, D.J. Bergsma et M. Yanagisawa, "Orexins and orexin receptors: a family of hypothalamic neuropeptides and G protein-coupled receptors that regulate feeding behavior", *Cell* 92 (1998) 573-585.

L'existence de ces deux vastes réseaux neuronaux, un réseau pour la veille et un réseau pour le sommeil, explique la diversité des troubles du sommeil. En effet, ces deux réseaux peuvent soit mal fonctionner chacun de leur côté, soit être mal connectés entre eux. L'abondance des neurones impliqués dans ces réseaux traduit l'importance du rythme veille-sommeil chez tous les mammifères, mais les neuromédiateurs impliqués dans l'éveil sont beaucoup plus nombreux et variés que ceux concernant le sommeil : c'est comme si le cerveau humain avait doublé les systèmes promoteurs de l'éveil de manière à compenser facilement une défaillance d'un ou de plusieurs composants du réseau, et ainsi assurer aux humains une vigilance diurne quelles que soient les circonstances. Cela traduit l'importance de la veille pour assurer la survie de l'espèce, en particulier en milieu hostile. Les nombreux systèmes d'éveil vont vous aider à lutter contre le sommeil si vous êtes stressé, pour vous empêcher de dormir et de relâcher votre vigilance. Vous ne pouvez vous endormir que si vous vous sentez en sécurité.

En revanche, les réseaux du sommeil sont moins redondants, ce qui rend le sommeil plus fragile que l'état de veille. Dormir, c'est lâcher prise, c'est un moment de vulnérabilité. Notre société stimule fortement les systèmes d'éveil de nos cerveaux d'humains du XXIe siècle, et la fragilité des systèmes de sommeil rend la compensation difficile par notre seul organisme.

Tous ces réseaux vont permettre l'activation (éveil, sommeil paradoxal) ou la désactivation (sommeil lent) de notre cortex cérébral. Pourtant, ce dernier peut également intervenir sur le fonctionnement de ces réseaux. Si je ne veux pas dormir, je peux, au moins pendant un certain temps, bloquer les réseaux du sommeil.

Mesurer le sommeil

Il a fallu attendre 1968 pour que la communauté scientifique se mette d'accord sur la façon d'enregistrer le sommeil chez l'homme adulte normal et sur la définition des différents stades de sommeil. Cette classification des stades de sommeil a été revue en 2007 pour améliorer, uniformiser et fiabiliser les diagnostics de troubles du sommeil. Un nouveau manuel de classification (scorage) du sommeil a été publié en 2014. Il précise également les règles d'évaluation du sommeil chez l'enfant, règles qui sont différentes de celles de l'adulte. Ce manuel sera régulièrement adapté à l'avancement des connaissances.

Quand vous bénéficiez de l'enregistrement d'une nuit de sommeil (polysomnographie), votre sommeil est mesuré grâce à l'enregistrement de trois signaux différents. D'abord, on mesure l'activité électrique cérébrale : il faut enregistrer au moins trois régions cérébrales (frontale, centrale, occipitale) en posant des électrodes en avant, au milieu et en arrière de la tête du sujet. Ensuite, on capte les mouvements oculaires en plaçant des électrodes au coin des yeux. Enfin, on évalue le tonus postural en plaçant des électrodes au-dessus et au-dessous du menton. Cette dernière mesure permet d'enregistrer l'activité d'un muscle qui se relâche complètement au cours d'une séquence spécifique du sommeil, le sommeil paradoxal. Ainsi, notre sommeil va pouvoir être décomposé en deux grands types : le sommeil lent et le sommeil paradoxal.

Les stades de sommeil lent se caractérisent par un ralentissement de notre activité électrique cérébrale. Ce ralentissement s'accentue au fur et à mesure que notre sommeil s'approfondit. Ce sommeil lent est divisé en trois stades : l'endormissement, le sommeil lent léger et le sommeil lent profond. Il est naturellement plus difficile de nous réveiller quand nous sommes en sommeil lent profond. La difficulté du réveil traduit la « profondeur » du sommeil.

L'enregistrement des deux autres signaux, les mouvements oculaires et le tonus musculaire, va nous permettre de reconnaître le sommeil paradoxal. Dans ce stade de sommeil, nous sommes paralysés, mais nous bougeons les yeux.

Ce sommeil se caractérise aussi par une activité électrique cérébrale rapide, comme si le sujet était éveillé ou en train de s'endormir, d'où le terme « paradoxal » pour qualifier cette phase de sommeil.

Ces stades de sommeil sont cependant grossiers. Ils ne permettent pas de caractériser toute la richesse et la diversité du sommeil. Chez l'enfant, en particulier chez le bébé, l'électroencéphalogramme est très différent, et les stades de sommeil de l'adulte n'existent pas. Chez le sujet âgé, en particulier en cas de maladie neurologique, les différents stades de sommeil peuvent être difficiles à reconnaître du fait des modifications de l'électroencéphalogramme. Cette classification donne l'impression que, dans un stade de sommeil donné, tout le cerveau fonctionne de la même manière. Mais les informations obtenues grâce aux techniques d'imagerie, comme l'imagerie par résonance magnétique fonctionnelle (IRMf), montrent que le fonctionnement cérébral est beaucoup plus hétérogène, et rend compte d'une vie mentale variée pendant le sommeil. Quand nous sommes éveillés, les différentes régions de notre cerveau ne fonctionnent pas de la même manière selon notre activité. Si vous lisez un livre, votre cortex occipital, siège des aires visuelles, est très actif, alors que votre cortex auditif est mis au ralenti pour vous permettre de ne pas être dérangé par les bruits ambiants. Il en est de même pendant notre sommeil où, en fonction des stades, certaines régions cérébrales sont désactivées et d'autres, actives.

Je dors mais j'agis

Observer un dormeur permet de constater diverses modifications de son comportement et de sa vie végétative (rythme cardiaque, rythme respiratoire...), dont il n'a pas conscience.

Lors de l'endormissement, quelques secousses peuvent survenir. Il s'agit de brèves contractions musculaires, des myoclonies d'endormissement. Elles vous réveillent parfois brutalement avec la sensation d'être tombé. Ces myoclonies sont très fréquentes dans la population générale, et sans aucune gravité.

Dormir peut également être l'occasion de faire divers bruits. Le ronflement est banal, surtout chez l'homme, et souvent plus marqué lorsqu'il est allongé sur le dos.

Des grincements de dents, ou bruxisme, traduisent souvent une certaine tension anxieuse. S'ils sont fréquents et intenses, ils peuvent provoquer une usure dentaire. Ces grincements seront bloqués par le port d'une gouttière dentaire de protection la nuit.

Parler dans son sommeil, la somniloquie, est une autre activité du dormeur, fréquente et parfois surprenante pour celui qui y assiste. Selon le stade de sommeil, les propos tenus sont plus ou moins compréhensibles. Si l'on s'adresse au dormeur à cet instant, il peut répondre, mais sa réponse est rarement cohérente et adaptée à la question.

En général, le sujet n'a pas compris la question. Inutile de compter sur cette « confession » pendant le sommeil pour extorquer des aveux à votre compagnon de lit !

Au cours du sommeil, il se peut que surviennent des comportements moteurs simples, comme des mouvements de jambes, ou complexes, comme des accès de somnambulisme.

Selon les stades de sommeil, la respiration et le rythme cardiaque changent. À l'endormissement, la respiration se ralentit, voire s'arrête. Il s'agit d'une apnée. Le plus souvent, elle est sans gravité et n'entre pas dans le cadre du syndrome d'apnée du sommeil, qui est une pathologie du sommeil. Cependant, le sujet en train de s'endormir et qui se réveille en apnée peut avoir l'impression qu'il s'étouffait.

Pendant le sommeil lent profond, la respiration est calme et régulière, plus lente que lors de la veille. Le rythme cardiaque se ralentit également et la tension artérielle diminue un peu. Cette apparente tranquillité, cette impression de sentir le dormeur apaisé font souvent considérer cette phase comme le reflet d'un « bon » sommeil. En général, l'insomniaque a l'impression d'être privé spécifiquement de ce sommeil réparateur, alors que le partenaire de lit peut croire l'avoir observé chez celui qui dit avoir peu dormi. S'ensuit alors une incompréhension mutuelle :

— J'ai vu que tu dormais bien, dit l'un.

— Absolument pas ! répond l'autre.

En sommeil paradoxal, notre respiration est beaucoup plus anarchique, de même que notre rythme cardiaque. Parfois, ces modifications sont corrélées au récit du rêve rapporté par le dormeur : il rêvait qu'il se battait, et son cœur et sa respiration se sont accélérés. Parfois, leurs causes restent inconnues. Ces modifications cardiovasculaires s'associent à une érection systématique, évidente chez l'homme, moins visible chez la femme. Cette érection est physiologique. Elle n'est pas liée à un rêve érotique.

La vie rêvée du dormeur

Notre vie mentale est alimentée par deux sources : les informations qui nous viennent de notre environnement et nos pensées, constituées de nos souvenirs, de nos connaissances, de nos réflexions…

Lorsque nous sommes éveillés, nous percevons notre environnement avec une acuité variable : un joueur de tennis en pleine compétition est extrêmement attentif aux mouvements de son adversaire et de la balle, mais porte peu d'attention à la tenue des ramasseurs de balles. S'il veut gagner le match, aucune pensée parasite ne doit le déranger. Ainsi, le cours de nos pensées doit être maîtrisé lorsque nous sommes éveillés, pour que nous soyons pleinement présents « ici et maintenant ».

Nous pourrions croire qu'il est nécessaire d'abandonner nos pensées, de nous « vider la tête » pour nous endormir. Il est tentant d'imaginer que bien dormir revient à « débrancher », à être totalement inconscients grâce à un cerveau mis à l'arrêt. Pourtant, l'étude scientifique du cerveau nous prouve qu'il ne se met jamais sur pause. L'électroencéphalogramme détecte l'activité cérébrale. Lorsqu'il est plat, il ne traduit pas le sommeil, mais la mort cérébrale ou l'hypothermie profonde (hibernation). Le flux de nos pensées est quasi continu. Ce qui pose problème, ce n'est pas de penser quand nous dormons, mais que nos pensées « nous prennent la tête » et nous empêchent de dormir.

La plupart du temps, ce qui traverse notre cerveau pendant le sommeil ne laisse pas de trace à notre réveil. Nous ne gardons aucun souvenir de ce que nous avons pensé en dormant. Il ne faudrait pas en conclure pour autant que nous avions la tête vide. D'ailleurs, nous sommes parfois surpris d'avoir, le matin, une réponse à une question qui nous taraudait la veille. La sagesse populaire a bien résumé cette observation par la phrase « la nuit porte conseil », mais le porteur du conseil, c'est nous. Notre vie mentale pendant le sommeil est donc riche. Elle est constituée par les perceptions de notre environnement — nous ne sommes pas totalement coupés du monde — et par des productions internes, comme les hallucinations et les rêves. Cette vie mentale va rendre complexe la perception de notre sommeil.

Dormir, si je peux

Pour dormir, il paraît évident à la plupart d'entre nous de limiter les stimulations externes, comme la lumière et le bruit. Cependant, certains ressentent une inquiétude dans l'obscurité ou le silence. Les pensées stressantes, les angoisses peuvent alors envahir le cerveau du candidat au sommeil. Le recours à une veilleuse, à de la musique ou à la télévision peut sembler utile pour repousser le sentiment d'angoisse. Alors que ces comportements ont pour objet d'éviter de ruminer, de ressasser des pensées qui empêcheraient de trouver le sommeil, force est de constater que ces stimulations sonores ou visuelles peuvent avoir l'effet inverse de celui recherché et rendre le sommeil encore plus difficile, en particulier si l'on est pris par un film ou brutalement réveillé par le niveau sonore de la pause publicitaire…

Pendant l'endormissement, les bruits extérieurs deviennent moins distincts. Si des gens continuent à parler autour de vous, vous ne comprenez plus très bien le sens de leur conversation. Pourtant, si vous entendez votre prénom, cela vous réveille immédiatement. Votre cerveau reconnaît les informations nécessaires à votre survie. Entendre votre prénom déclenche une activation de votre cerveau et vous sort du sommeil. Pendant l'endormissement, le cerveau continue donc de traiter les informations qui lui parviennent, en étant toujours prêt à se réveiller s'il y a danger. Si en revanche vous n'êtes pas stimulé, vous vous enfoncez dans le sommeil.

Il n'y a pas que les stimuli extérieurs qui peuvent vous empêcher de dormir. Le pire ennemi de votre sommeil, c'est vous-même. Malgré cette mise à l'écart du monde, vos pensées peuvent rester claires, voire trop claires et envahissantes.

Lors de nos recherches avec l'équipe de neurophysiologie de Lyon, nous avons pu montrer que cette distanciation qui s'accentue entre le dormeur et le monde est en partie liée à l'inactivation progressive des différentes parties du cerveau au cours de l'endormissement[1]. Ce dernier n'a pas la brutalité de l'anesthésie générale, c'est une phase fragile. Il faut environ 20 minutes pour que tout le cerveau s'endorme. Pendant ce laps de temps, une partie de votre cerveau est encore en veille et une autre déjà en sommeil. Le thalamus, ensemble de neu-

1. M. Magnin, M. Rey, H. Bastuji, P. Guillemant, F. Mauguière et L. Garcia-Larrea, "Thalamic deactivation at sleep onset precedes that of the cerebral cortex in humans", *PNAS* (2010) 107(8): 3829-3833.

rones regroupés en noyaux situé au-dessus de l'hypothalamus, modifie son fonctionnement. Il constitue un relais de toutes les informations provenant de l'extérieur qui doivent rejoindre le cortex cérébral pour être analysées. Il « s'endort » en premier. Les informations extérieures ne sont alors pas transmises de la même façon que pendant la veille. Elles sont segmentées, transmises partiellement au cortex. Cela peut ressembler à une conversation sur téléphone portable dans une région où l'on ne capte qu'un mot sur deux. Les différentes régions du cortex vont alors modifier leur fonctionnement, et leur activité électrique se ralentit. Cette progression est trop lente pour les insomniaques. Ils ne perçoivent pas que le monde s'éloigne quand leurs pensées leur semblent encore si claires… L'insomniaque va se focaliser sur sa perception de l'environnement et sur son propre endormissement, une vigilance qui l'empêche de se déconnecter.

Ne dormir que d'un œil

Pendant que nous dormons, notre perception du monde fluctue avec les stades de sommeil, mais notre cerveau, en particulier à l'âge adulte, reste attentif à notre environnement. La preuve : à tout moment, on peut vous réveiller ! Ce réveil est souvent plus difficile chez l'enfant…

Une fois que nous dormons vraiment, nous ne sommes pas hors du monde. Pendant notre sommeil, nous restons capables de traiter des informations courtes ou attendues. La jeune mère est réveillée par un petit bruit émis par son bébé, alors que le ronflement de son compagnon ou le passage d'un camion bruyant ne perturbent pas son sommeil… Des enregistrements de l'activité du cerveau réalisés pendant le sommeil ont montré qu'il ne réagissait pas de la même façon à l'appel du prénom du dormeur et à celui d'un autre prénom. Votre cerveau analyse donc des informations et, selon les résultats de cette analyse, il active ou non les systèmes d'éveil. Cette capacité à traiter des informations extérieures est parfois considérée, à tort, comme l'indice que nous ne dormons pas. Pourtant, votre cerveau dort tout en continuant à traiter et à trier les informations qu'il perçoit selon leur importance.

Cette perception du monde quand nous dormons est un comportement acquis, y compris dans le règne animal. Dans la nature, les canards sauvages dorment en cercle. Ceux qui sont à la périphérie du cercle ne dorment que d'un œil. Des études, chez le canard sauvage, ont montré que le sujet adulte peut, lorsqu'il est placé la nuit au bord du groupe, avoir un sommeil lent unihémisphérique. Autrement dit, un seul de ses deux hémisphères cérébraux se « déconnecte ». Le canard peut « ne dormir que d'un œil », ce qui lui permet de percevoir le moindre danger. En cas de survenue d'un prédateur, il le détectera plus vite et réveillera ses congénères. Le professeur Niels Rattenborg et son équipe[1], aux États-Unis, ont montré que le sommeil unihémisphérique est, chez le canard, un comportement contrôlé. En effet, lorsque le volatile prend place au milieu du groupe et qu'il n'est pas censé « faire le guet », il dort des deux hémisphères. Nous-mêmes, dans une situation d'attente, nous pouvons être extrêmement sensibles à un signal de l'environnement : lorsqu'un médecin ou un pompier sont de garde, le téléphone n'a généralement pas besoin de sonner plusieurs fois pour les réveiller.

1. N.C. Rattenborg, S.L. Lima et C.J. Amlaner, "Half-awake to the risk of predation", *Nature* 397 (1999) 397-398.

La nuit en sons et lumières

Entrer dans le sommeil est un processus progressif. Les informations qui vous parviennent sont prises en compte par votre cerveau, mais de manière parcellaire. Résultat : à l'endormissement, nous pouvons être victimes d'hallucinations. Une hallucination se définit comme une perception sans la présence d'objet à percevoir. Elles peuvent être auditives. Vous êtes en train de vous endormir dans une chambre inconnue et vous entendez la porte s'ouvrir en grinçant. Vous vous levez précipitamment, mais la porte est fermée. L'examen soigneux de la chambre ne permet pas de détecter quoi que ce soit. Il n'y a personne, même pas un chat sous le lit. Le bruit est né dans votre cerveau, il ne s'est pas manifesté dans votre chambre. Les hallucinations peuvent également être visuelles. Le dormeur peut croire avoir vu une ombre, avoir la sensation que quelque chose a bougé... Le cerveau, continuant de fonctionner tout en étant partiellement coupé de son environnement, peut créer des illusions en traitant une information incomplète... D'une variation de lumière, il va faire une silhouette mouvante... Combien de récits de fantômes témoignent de ces hallucinations ! Elles peuvent être aussi somesthésiques : on éprouve alors une sensation comme si on vous touchait le corps. Des hallucinations peuvent également survenir au réveil.

Les rêves, maîtres de la nuit

Une fois qu'on est totalement entré dans le sommeil, les rêves vont pouvoir occuper le cerveau. Ils constituent une production mentale complexe. Ils ont toujours fasciné l'humanité, et sont l'objet de réflexions et d'études depuis la nuit des temps. Dans un grand nombre de cultures, ils ont été considérés comme des messages provenant des anciens ou des dieux. Compte tenu de l'importance des rêves dans certaines communautés, leur interprétation était confiée à des spécialistes, souvent des prêtres. Avec la découverte de l'inconscient par Freud, les rêves sont considérés comme des manifestations de nos désirs refoulés inconscients, et leur interprétation est confiée à d'autres spécialistes, les psychanalystes. Avec la découverte du sommeil paradoxal, les rêves sont considérés comme l'activité mentale associée à une phase particulière du sommeil, et leurs productions vont être étudiées par des spécialistes… du sommeil. Cette étude « plus scientifique » va nous permettre de décrire les rêves dans toute leur variété : circonstances de survenue, contenu…

Le matériel onirique rapporté par le rêveur est très variable. Il dépend de la façon de le recueillir. Certains sujets tiennent un cahier de rêves : le matin, ils notent les rêves qu'ils ont faits durant la nuit. Ils doivent les noter dès leur réveil, car le récit du rêve se désagrège rapidement. Pour mieux comprendre les circonstances de survenue des rêves, les chercheurs enregistrent les sujets durant la nuit et les réveillent dans un stade de sommeil identifié sur l'enregistrement polysomnographique. Au début des recherches, la question posée était : « Juste avant votre réveil, à quoi rêviez-vous ? » Dans ces conditions, les récits de rêves étaient rapportés quasi exclusivement en sommeil paradoxal. Avec le remplacement de cette question par « Juste avant votre réveil, dites-moi si vous aviez quelque chose dans la tête ? », les témoignages d'activité mentale ont été plus nombreux et rapportés en sommeil lent et en sommeil paradoxal. En sommeil lent, nous produisons surtout des pensées, des émotions plus « inarticulées ». Les récits, les progressions, les images mentales qui ont du sens sont souvent racontés à l'issue du sommeil paradoxal. Toute production mentale produite pendant le sommeil est considérée comme un rêve. Pour aider les chercheurs à recueillir et à analyser les contenus de rêves, un site internet a été développé (http://dreamresearch.net). Il témoigne de l'intense activité de recherche dans ce domaine. Les recherches sont moins axées sur l'interprétation des rêves que lors des débuts de la psychanalyse. Seuls les rêves récurrents, c'est-à-dire qui se répètent régulièrement, peuvent nécessiter une interprétation pour diminuer la récurrence si elle est désagréable. Le contenu des rêves est très varié, du simple souvenir d'un passé récent (on est en train de faire les courses, par exemple) à la riche histoire complexe et scénarisée. Les recherches actuelles sont plus orientées sur les corrélats cérébraux des rêves et de leur rappel : comment marche le cerveau quand on rêve et quand on se souvient d'un rêve.

À quoi rêviez-vous ?

Certains sujets rêvent beaucoup, d'autres déclarent ne jamais rêver. L'équipe du professeur Isabelle Arnulf, à la Pitié-Salpêtrière, à Paris, s'est intéressée à cette question pour savoir si les sujets qui disent ne jamais rêver ne produisent pas de rêves ou ne s'en souviennent pas[1]. Pour répondre à cette question, ils ont analysé les enregistre-

1. B. Herlin, S. Leu-Semenescu, C. Chaumereuil et I. Arnulf, "Evidence that non-dreamers do dream: a REM sleep behaviour disorder model", *J. Sleep Res.* (2015) Dec 24(6): 602-9.

ments de patients qui présentent un trouble du comportement en sommeil paradoxal. Normalement, le dormeur en phase de sommeil paradoxal est paralysé. Ainsi, quand vous rêvez que vous vous battez, vous restez parfaitement immobile. Certains patients ne sont plus paralysés, ils « agissent leurs rêves », ils se battent vraiment... ce qui est très désagréable pour le partenaire de lit. Quand on réveille ces patients, ils disent qu'ils étaient en train de rêver. Sur les 289 patients avec trouble du comportement en sommeil paradoxal enregistrés par l'équipe du professeur Arnulf, huit déclarent ne jamais rêver, or les comportements enregistrés montrent chez eux un « rêve agi », même si, réveillés juste au moment de ce rêve, les patients n'en ont aucun souvenir. Ainsi, tout le monde rêve, mais certains « n'impriment » jamais. D'autres au contraire sont conscients d'être en train de rêver et vont même pouvoir diriger leur rêve (rêves lucides).

Pour certains, les souvenirs de rêves vont être très présents et désagréables. Ces rêves constituent les cauchemars. Ainsi, dans les états de stress post-traumatique, certains sujets revivent en rêve régulièrement leur traumatisme. Ils souhaiteraient naturellement faire disparaître ces cauchemars, et la pratique du « rêve lucide » peut les aider. Différentes techniques ont donc été développées pour augmenter cette capacité à induire des rêves lucides pour traiter les cauchemars.

Dormir, est-ce bien utile ?

Il semble évident à chacun de nous que tout le monde a besoin de dormir, mais se reposer ou faire le vide dans son esprit ne pourraient-ils pas nous suffire ? Pourquoi doit-on absolument dormir ? Pourquoi chercher à dormir bien ? Et finalement, dormir, à quoi ça sert ?

À se reposer, direz-vous. Certes, mais la réponse est un peu courte, car elle ne nous dit pas grand-chose sur la fonction singulière du sommeil.

Naturellement, le sommeil a une fonction restauratrice. Dormir vous aide à reconstituer tout ce qui a été altéré dans votre organisme durant la journée. Lors de la veille, vous consommez de l'énergie et un certain nombre de structures se dégradent, qui vont être réparées au cours du sommeil. Pendant ce dernier, on observe une augmentation des synthèses protéiques et des mitoses (multiplication cellulaire). Au niveau de l'organisme cependant, cette récupération n'est pas très différente entre le sommeil et le repos. Il n'est pas facile de faire des expériences en privant un sujet de sommeil sans le priver de repos. Après avoir fait un marathon, vous avez envie de vous reposer pour que vos muscles récupèrent. Il n'est pas forcément nécessaire de dormir !

Lorsque vous vous êtes brûlé ou blessé, que vous êtes malade, le sommeil va vous aider à vous réparer. Il interagit également avec votre système immunitaire. Vous dormez souvent davantage en cas d'infection, car certaines molécules que vous synthétisez pour lutter contre l'infection favorisent le sommeil. Elles font en sorte que vous dormiez pour mieux lutter contre l'agresseur. À l'inverse, à l'occasion d'une privation chronique de sommeil, l'organisme est plus facilement sujet aux infections.

Cependant, la fonction du sommeil reste mystérieuse. Elle doit être très importante, car tous les animaux ont besoin de dormir, et la privation expérimentale de sommeil entraîne systématiquement ce qu'on appelle un rebond de sommeil. C'est le nom scientifique d'un phénomène que chacun connaît. Le rebond de sommeil consiste à rattraper sa dette, son manque de sommeil à cause d'une nuit courte, par exemple, par un sommeil plus long ensuite. Cette production augmentée de sommeil après privation s'observe pour chaque type de sommeil. Si un animal est privé de sommeil paradoxal, il augmentera son temps de sommeil paradoxal lors de son « rattrapage » ; s'il est privé de sommeil lent, il produira davantage de sommeil lent.

Les animaux et la gestion de la dette

Toutes les privations ne conduisent cependant pas au même phénomène de rebond chez les êtres vivants. Chaque espèce animale a une manière spécifique de gérer la dette de sommeil. Lors de leurs migrations, les oiseaux migrateurs présentent de longues périodes de privation de sommeil sans troubles apparents et sans avoir besoin de rattraper ensuite cette absence de sommeil. Le professeur Niels Rattenborg et ses collaborateurs[1] ont montré, aux États-Unis en 2004, que la quantité de sommeil produite par les bruants à tête blanche est divisée par trois lors de la période de migration par rapport à la période hors migration. Ils ont pu mesurer cette réduction en captivité. Ils ont constaté que la réduction survient en période migratoire même chez l'oiseau qui ne migre pas. Cette privation de sommeil en période migratoire semble bien supportée.

1. N.C. Rattenborg, B.H. Mandt, W.H. Obermeyer, P.J.Winsauer, R. Huber, M. Wikelski et R.M. Benca, "Migratory sleeplessness in the white-crowned sparrow (*Zonotrichia leucophrys gambelii*)", *PLoS Biology* (2004) 2(7): 0924.

En revanche, les privations totales réalisées chez l'animal conduisent en quelques jours à son décès sans que la cause de sa mort soit évidente. Il est difficile de démêler le rôle de la privation de sommeil, de l'impact du stress et de l'augmentation de l'activité physique dans le décès des animaux que l'on empêche de dormir. En effet, pour priver un animal de sommeil, il faut le stimuler sans arrêt et l'obliger à bouger. Aux États-Unis, le professeur Allan Rechtschaffen et son équipe (1983) ont conçu un ingénieux dispositif expérimental pour réaliser une privation importante de sommeil chez le rat. Deux rats, l'un test, l'autre témoin, étaient placés sur une table tournante. Tant que le rat test s'agitait, la table restait immobile. Pendant ces séquences où la table était immobile, le rat témoin dormait. Dès que le rat test s'endormait, les ondes lentes du sommeil apparaissaient sur son électroencéphalogramme. Elles étaient détectées par un ordinateur qui déclenchait la rotation de la table, empêchant le rat test de dormir. Les rats test n'ont survécu que quelques semaines à ce genre de privation, mais la cause de leur mort reste difficilement explicable. On ne détecte aucune lésion des différents organes (foie, rein, cœur, poumon...). En fait, le décès des animaux semble lié à la faillite d'un certain nombre de systèmes de régulation, dont la régulation thermique et la régulation de la dépense énergétique. Les rats augmentent leur consommation de nourriture et perdent du poids pendant le test. Leur température corporelle chute et devient chaotique. C'est donc le dysfonctionnement du système nerveux central qui entraîne la mort.

Si le cerveau a absolument besoin de sommeil, il peut dormir par morceaux, comme le montrent les études chez le dauphin. Chez ce mammifère marin, le sommeil lent n'intéresse qu'un hémisphère à la fois ; l'autre présente alors un électroencéphalogramme de veille. Ce sommeil unihémisphérique permet au dauphin de remonter à la surface pour respirer. L'hémisphère en veille pilote cette action. Cette segmentation du sommeil est indispensable à la survie du dauphin. Le sommeil est vital pour chaque hémisphère. Si un seul hémisphère est privé de sommeil, le dauphin récupère par une augmentation d'activités lentes sur cet hémisphère, véritable rebond unilatéral, comme l'a montré l'équipe russe du docteur A. Oleksenko en 1992. Naturellement, chez le dauphin, le sommeil paradoxal n'est pas détectable du fait de l'activité motrice constante. Nous ne pouvons pas observer la paralysie musculaire caractéristique du sommeil paradoxal. Le sommeil est indispensable au cerveau du dauphin, mais il n'est pas nécessaire qu'il dorme en même temps avec ses deux hémisphères. Nous avons déjà vu que le canard est également capable de produire un sommeil unihémisphérique pour se protéger et protéger le groupe des risques de prédation. Le cerveau a besoin de sommeil, mais il peut dormir par morceaux !

Je pense, donc je dors

Le sommeil sert donc essentiellement au fonctionnement du cerveau. De nombreux arguments soutiennent cette hypothèse. La privation de sommeil chez l'homme a de graves répercussions sur le fonctionnement cognitif des humains (perception, langage, mémoire…). La privation de sommeil d'une nuit chez le volontaire sain entraîne une chute des capacités de mémoire, d'attention… Entre 2013 et 2016, plus de 6 600 articles ont été publiés dans les revues scientifiques internationales concernant l'effet du sommeil sur la mémoire. Cet impact du manque de sommeil est tellement reconnu qu'il sert à mimer une altération observée dans la maladie d'Alzheimer. À l'issue d'une nuit blanche, le sujet présente une détérioration de ses performances comparable aux signes de cette démence. La privation de sommeil sert donc de modèle pour tester l'efficacité de médicaments contre la maladie d'Alzheimer. Dans une étude en cours, impliquant plusieurs centres hospitaliers en France et en Italie, des volontaires sains passent des tests de mémoire et d'attention après une nuit blanche. Leurs performances sont bien sûr inférieures à celles observées après une nuit normale. Pendant trois semaines, ils prennent un traitement que l'on prévoit d'utiliser pour combattre la maladie d'Alzheimer. Ensuite, ils sont à nouveau testés après une nuit blanche. La différence dans les performances avec ou sans traitement permettra de savoir si le médicament est utile dans le traitement de cette maladie.

Cette sensibilité au manque de sommeil est encore plus marquée chez l'enfant. Les besoins de sommeil sont plus importants chez l'enfant que chez l'adulte. Ce n'est pas une nouveauté, les preuves existent depuis près de quarante ans. Dès 1979, le docteur Henri Poulizac[1], au centre de médecine préventive de Vandœuvres-lès-Nancy, a montré l'importance du manque de sommeil dans l'échec scolaire : sur une population de 3 074 enfants de 8 à 11 ans, 61 % de ceux qui dorment moins de huit heures par nuit ont un retard scolaire d'au moins un an, alors que ce retard n'existe que chez 13 % des enfants qui dorment plus de dix heures. Chez ces enfants qui dorment plus de

1. H. Poulizac, « Le temps du sommeil chez l'enfant », in *l'Homme malade du temps,* de P. Fraisse, A. Reinberg, C. Leroy, H. Montagner, H Péquignot, H. Poulizac et al., Stock, 1979, Paris.

dix heures, 11 % ont une avance scolaire d'au moins un an, alors qu'on ne compte aucune avance scolaire chez ceux qui dorment moins de huit heures. L'avenir n'appartient pas forcément à ceux qui dorment peu ! Pour qu'un enfant dorme dix heures s'il doit se lever à 7 heures, il doit s'endormir à 21 heures. Aujourd'hui, cette organisation est devenue difficile pour beaucoup de familles. Pourtant, le docteur Henri Poulizac écrivait dès 1979 : « Nous avons pressenti que la règle d'or de ce développement était la conformité aux rythmes biologiques et que le redressement des rythmes de sommeil se présentait comme une nécessité première. » Ce « redressement des rythmes », ou du moins la conformité de la réalité du sommeil aux besoins des enfants, a longtemps été l'apanage des classes sociales favorisées, où le confort permettait un rythme veille-sommeil régulier. Le développement des nouvelles technologies a fait disparaître ce privilège des familles aisées. Aujourd'hui, la chambre des enfants s'est enrichie d'outils qui les maintiennent éveillés, et ce dans l'ensemble de la population. La réduction du sommeil des enfants touche donc toutes les classes sociales. La dette n'est pas seulement liée à des conditions de vie difficiles, au confort précaire, elle l'est aussi à l'environnement suréquipé de l'enfant ou de l'adolescent qui dispose dans sa chambre de nombreuses activités (films, jeux en ligne, SMS...), qui prennent la place du sommeil.

Dormir pour oublier et pour se souvenir

Il existe aujourd'hui un large consensus sur le rôle majeur du sommeil dans le traitement cérébral de l'information acquise dans la journée. Cette réorganisation des acquis quotidiens est vitale pour permettre le développement et le maintien des performances cognitives du cerveau. Ce « savoir » en perpétuelle évolution est nécessaire à la survie des individus, qui doivent s'adapter sans cesse aux modifications de leur environnement. Pendant le sommeil, le traitement des informations conduit à consolider les informations utiles et à oublier les informations inutiles, selon le modèle, publié en 2011, du docteur Matthew Walker de l'université de Californie : SFSR, *sleep for forget, sleep for remember,* « le sommeil pour oublier, le sommeil pour se souvenir »[1].

Pour appréhender cette fonction du sommeil dans la consolidation de notre mémoire, il est nécessaire de comprendre les bases neuronales de la mémoire. Tant que nous les ignorions, il était impossible de comprendre comment le sommeil pouvait favoriser la consolidation mnésique.

Il a donc d'abord fallu répondre à la question : comment l'information transmise au cerveau est-elle mémorisée ?

La réponse à cette question a été apportée quand les chercheurs ont compris que le cerveau n'est pas un organe figé une fois pour toutes, un pur produit de nos gènes. Notre cerveau change en permanence. Il est le fruit de notre histoire, sans cesse enrichie et renouvelée. Ce changement s'appelle la plasticité cérébrale. Cette construction, majeure dans l'enfance, dure toute la vie. Votre organisation cérébrale évolue selon ce que vous faites, ce que vous vivez, selon votre comportement. L'exemple le plus

1. J.M. Saletin, A.N. Goldstein et M.P. Walker, "The role of sleep in directed forgetting and remembering of human memories", *Cerebral Cortex* (2011) 21: 2534-2541.

frappant, chez l'homme, provient d'une étude[1], publiée en 2009, à propos d'un sujet amputé qui a bénéficié, à Lyon, d'une greffe des deux mains. Chacun de nous a, dans son cerveau, une représentation complète de son corps. Chaque partie du corps projette sur une région cérébrale lorsque nous la stimulons, l'utilisons. On appelle cette représentation la « carte cérébrale ». Du fait de l'amputation subie par ce sujet, la carte cérébrale de représentation de ses mains avait disparu au profit d'une augmentation de la carte de représentation de ses bras. Après la greffe, au fil des mois et des progrès de la rééducation, la carte de représentation cérébrale de ses mains est réapparue. Chez un sujet privé de ses mains, la carte cérébrale des mains disparaît ; après la greffe, la carte réapparaît progressivement. Notre cerveau se modifie selon ce que nous faisons.

Le cerveau stocke donc des informations nombreuses, mais sous quelle forme ? Ni texte ni image, bien sûr. Notre mémoire s'apparenterait plutôt à une clé USB dans laquelle vous auriez archivé vos photos de famille. Dans cette clé USB non plus, on ne trouve ni image ni texte, uniquement des 0 et des 1 qui codent vos photos. Les informations dans votre cerveau sont aussi codées dans les réseaux de neurones. Pour simplifier, 0 quand les neurones sont peu connectés, 1 quand les neurones sont très connectés.

Chaque fois que vous apprenez quelque chose, vous modifiez vos réseaux de neurones. Certains deviennent plus performants, ils traitent plus vite l'information. Quand on va chez un ami pour la première fois, par exemple, il

1. C.D. Vargas, A. Aballé, E.C. Rodrigues, K.T. Reilly, C. Mercier, P. Petruzzo, J.M. Dubernard et A. Sirigu, "Re-emergence of hand-muscle representations in human motor cortex after hand allograft", *PNAS* (2009) 106(17) 7197-7202.

est fréquent d'avoir des difficultés pour se repérer, ce qui rend plus long le temps de parcours. Au fil des visites, ce temps de parcours se réduit, car on n'a plus besoin de réfléchir pour faire le chemin. Les neurones impliqués dans ce trajet sont mieux connectés. Autre exemple : si quelqu'un vous dit le matin « Allons au cinéma ce soir », la connexion entre vos neurones va se modifier pour que vous vous en souveniez jusqu'au soir. Pendant le film et ensuite, de nouvelles modifications vont avoir lieu dans votre cerveau pour que vous vous souveniez du film. Il ne vous reste plus alors qu'à oublier l'horaire de la séance. Votre cerveau est donc toujours actif.

Une grande partie de la plasticité cérébrale provient des modifications des synapses, ces zones de jonction entre deux neurones. Les synapses permettent le transfert d'une information d'un neurone A à un neurone B. Si deux neurones sont très connectés, les synapses entre eux ont une grande efficacité.

Cette efficacité varie selon le fonctionnement de chacun des neurones.

Dès 1942, Donald Hebb[1], neuropsychologue canadien, avait énoncé une règle : « Deux neurones qui déchargent ensemble renforcent leur connexion. » Autrement dit, deux neurones actifs simultanément améliorent leur communication. Pour que ces neurones « parlent plus ensemble » et que les informations circulent mieux entre eux, le volume des synapses et la quantité de neuromédiateurs libérés augmentent. Je mémorise grâce à ces modifications des synapses. Des réseaux de neurones qui sont hyperconnectés sont le support des informations que nous avons en tête.

1. D.O. Hebb, *The Organization of Behavior,* Wiley & Sons, 1949, New York.

Cette règle a reçu une confirmation en 1973 par les neurophysiologistes Timothy Bliss et Terje Lomo à Oslo[1]. Ces deux chercheurs ont montré que, sous l'effet d'une stimulation particulière et brève, moins d'une seconde, la connexion entre deux neurones hippocampiques augmente pendant des heures. Ils ont baptisé ce phénomène la « potentialisation à long terme ». L'hippocampe est une structure capitale pour la mémorisation. Sans lui, aucun souvenir ne peut se construire. La potentialisation à long terme est donc un phénomène physiologique. La découverte de la variabilité de la connectivité entre neurones a généré de très nombreux travaux pour en découvrir les mécanismes.

Cette découverte a été utilisée dans le domaine informatique pour réaliser des « réseaux de neurones formels » qui sont construits comme le cerveau. Puisque les neurones communiquent avec une intensité variable, des réseaux artificiels ont été développés sur ce modèle par les ingénieurs en informatique. Ces réseaux se caractérisent par des fonctions de transfert ajustables entre les différents niveaux du réseau. Ils sont capables d'apprendre et de réajuster leurs informations. Cette transposition du modèle cérébral a permis de développer des systèmes informatiques capables d'apprentissages dont nous nous servons tous les jours : la reconnaissance des visages sur vos photographies dans votre Smartphone repose sur ce type de réseaux.

1. T. Bliss et T. Lomo, "Long lasting potentiation of synaptic transmission in the dentate area of unanesthetized rabbit fallowing stimulation of the perforant path", *J. Physiol.* 232 (1973) 331-356.

Maintenant, on fait le tri

Tout au long de la journée, vous modifiez vos réseaux neuronaux en réalisant des apprentissages. Lorsque vous allez à l'hôtel, le réceptionniste vous donne votre numéro de chambre et il n'a pas besoin de vous le répéter plusieurs fois pour que vous vous en souveniez. Si vous changez d'hôtel, il n'est pas nécessaire de vous souvenir de votre ancien numéro de chambre. En revanche, il est nécessaire que vous vous souveniez de votre code de carte bancaire. Sous peine d'encombrement, notre cerveau doit donc faire le tri. C'est là le rôle du sommeil.

Cette fonction du sommeil a été modélisée par le professeur Jean-Denis Fouks à Poitiers dans le cadre de sa théorie de l'adaptation. Cette théorie prouve que certains problèmes de survie ne peuvent être résolus que par une gestion dynamique des connaissances associant apprentissage continu et oubli organisé. Dans leur travail[1], Fouks et Signac (2001, 2004) expliquent comment un robot a été conçu pour simuler le comportement d'une poule réelle. Pour survivre dans son environnement numérique, le robot doit distinguer les « bonnes graines », qui lui fournissent de l'énergie, des « mauvaises graines », qui ne lui en apportent pas. Pendant la journée, cette « poule robot » doit se déplacer pour prendre les bonnes graines qui vont augmenter son énergie interne. Naturellement, si elle prend les mauvaises

1. J.D. Fouks et L. Signac, "The problem of survival from an algorithmic point of view", *Artificial Intelligence* 133 (2001) 87-116. J.D. Fouks, S. Besnard, L. Signac, J.C. Meurice, J.P. Neau et J. Paquereau, "Do robots need to sleep?" (« Le sommeil est-il utile aux robots ? »), *Neurophysiologie clinique* 34 (2004) 59-70.

graines, son énergie va diminuer puisqu'elle se sera déplacée pour rien. La forme des graines change avec le temps. Le robot doit donc apprendre régulièrement la nouvelle forme des « bonnes graines » et des « mauvaises graines ». Il peut oublier les anciennes formes quand elles n'apparaissent plus. Or, dans ce cadre formel, très éloigné du monde biologique, les auteurs sont parvenus à une conclusion inattendue. Face à une évolution rapide de la forme des graines à repérer, la meilleure manière d'équilibrer le bilan « énergétique » du robot afin d'assurer sa « survie » consiste à transformer le repos en une période d'activité de calculs intenses de la machine et de mise à jour, destinée à l'élimination des souvenirs inutiles et à la stabilisation des souvenirs pertinents. Les circuits responsables du comportement « diurne » sont actualisés durant la période « nocturne ». Cette opération permet une économie d'énergie importante, mais impose de « paralyser » le robot afin d'éviter tout mouvement inopportun. Ce dispositif, qui tire profit de l'alternance de phases d'activité et de phases de repos, évoque l'alternance veille-sommeil chez les mammifères.

Voilà pourquoi notre activité mentale pendant le sommeil est nécessairement riche. Nous rejouons à blanc une partie de la journée et nous effaçons les données inutiles.

Pour retenir, il faut dormir

Cette réactivation des réseaux pendant le sommeil a été démontrée[1] en 2000 par l'équipe du professeur Pierre

1. P. Maquet, S. Laureys, P. Peigneux et al., "Experience-dependent changes in cerebral activation during human REM sleep", *Nature Neuroscience* 3 (2000) 831-6.

Maquet, à Liège. Les membres de cette équipe ont fait apprendre à des volontaires sains une tâche complexe. Ils devaient éteindre, aussi rapidement que possible, huit lumières disposées sur un support dès qu'elles s'allumaient. L'ordre d'allumage semblait aléatoire, mais il suivait en fait une trajectoire complexe. Les volontaires apprenaient inconsciemment cette trajectoire complexe, et leur temps de réponse pour éteindre les lumières diminuait au fil de l'apprentissage. Après cet apprentissage, qui sollicitait de façon importante la région pariétale droite du cerveau, ils devaient dormir dans une machine d'imagerie cérébrale qui permettait de mettre en évidence les niveaux d'activité des diverses régions cérébrales. Leur sommeil était enregistré et, lorsqu'ils étaient en sommeil paradoxal, un traceur radioactif leur était injecté par voie intraveineuse pour détecter les régions cérébrales actives. Les auteurs ont ainsi montré, pendant le sommeil paradoxal, une réactivation importante de la région pariétale droite, la région stimulée par l'apprentissage. Le lendemain, les volontaires exécutaient d'autant plus vite la tâche que l'activation pendant le sommeil paradoxal avait été importante. La mémorisation avait donc été consolidée pendant le sommeil.

Le rôle du sommeil dans l'oubli, quant à lui, a été mis en évidence par Jared Saletin et son équipe[1] en 2011. Une liste de cent mots a été présentée à des volontaires sains. Chaque mot était montré pendant deux secondes. Après une courte pause, la consigne concernant ce mot apparaissait pendant une seconde : R pour *remenber* (vous devez vous en souvenir), F pour *forget*

1. J.M. Saletin, A.N. Goldstein et M.P. Walker, "The role of sleep in directed forgetting and remembering of human memories", *Cerebral Cortex* (2011) 21: 2534-2541.

(vous devez l'oublier). Les volontaires étaient répartis en deux groupes : ceux du premier groupe devaient faire une sieste après la présentation des mots, et ceux du second devaient rester éveillés. Après ce temps de sommeil ou d'éveil, les sujets donnaient la liste des mots dont ils se souvenaient sans tenir compte de la consigne de les oublier ou de s'en souvenir. Les volontaires qui avaient dormi se souvenaient du même nombre de mots à oublier que ceux qui n'avaient pas dormi, mais ils se rappelaient un plus grand nombre des mots dont il fallait se souvenir. Le sommeil avait donc favorisé l'apprentissage des mots dont ils devaient se souvenir, et non des mots qu'il leur fallait oublier.

Au cours de notre journée, le fonctionnement des synapses s'intensifie, nos neurotransmetteurs augmentent : tout cela prend de la place, bouge, s'active... Cette augmentation ne peut pas être continue. La taille de notre boîte crânienne étant constante, il faut bien de temps en temps gérer l'occupation de l'espace.

Pour résoudre ce problème, les professeurs Guilio Tononi et Chiara Cirelli, université du Wisconsin (USA), ont développé en 2006 une hypothèse intéressante sur la fonction du sommeil lent : l'homéostasie synaptique[1]. Au cours du sommeil lent, la force, l'intensité de la connexion ou le volume des synapses diminuerait de façon globale. Certaines synapses « dont on se sert » augmentent dans la journée et toutes se réduisent pendant qu'on dort. Le lendemain, celles dont on s'est servi la veille marchent mieux, celles dont on ne s'est pas servi marchent moins bien.

1. G. Tononi et C. Cirelli, "Sleep function and synaptic homeostasis", *Sleep Med. Rev.* (2006) 10(1): 49-62.

La nuit, on fait de la place

Outre cette fonction de régulation des synapses, le sommeil intervient également dans l'élimination de « déchets » issus du métabolisme neuronal. Le professeur Lulu Xie et son équipe ont montré en 2013 à l'université de New York qu'il existe chez la souris au cours du sommeil une augmentation du volume de l'espace intercellulaire cérébral[1]. Cette augmentation permet une accélération de l'élimination des produits de dégradation issus du métabolisme neuronal. Nos cellules sont comme des ballons qui se gonflent et se dégonflent. Lorsqu'elles se dégonflent, elles expulsent en quelque sorte ce qui ne leur sert à rien, leurs « déchets ». L'espace intercellulaire étant plus grand, ces « déchets » vont être plus facilement évacués que durant la veille, transportés à l'extérieur du cerveau par le liquide qui baigne toutes nos cellules.

Après une bonne nuit de sommeil, nos neurones baignent dans un espace intercellulaire « nettoyé » ! Nous sommes prêts à attaquer la journée, et tous les apprentissages, toutes les nouvelles informations qui vont s'offrir à nous.

Cet ensemble de données démontre clairement l'importance du sommeil dans la construction de notre cerveau et de nos souvenirs. Et cela se voit ! Une équipe de chercheurs à Harvard, aux États-Unis, a montré que le volume de matière grise de certaines régions cérébrales, situées au niveau du lobe frontal, est plus important chez

1. L. Xie, H. Kang, Q. Xu, M.J. Chen, Y. Liao, M. Thiyagarajan, J. O'Donnell, D.J. Christensen, C. Nicholson, J.J. Iliff, T. Takano, R. Deane et M. Nedergaard, "Sleep drives metabolite clearance from the adult", *Brain Science* (2013) 342(6156): 373-377.

les sujets qui ne sont pas en privation de sommeil[1]. Le sommeil est crucial chez l'enfant et l'adolescent, période de la vie où les apprentissages sont si nombreux. Plus nous apprenons dans la journée, plus nous devons dormir pour consolider ces acquis. Ainsi, si l'on veut bien dormir, il faut faire travailler son cerveau pendant la journée… Certains ont fait sans doute l'expérience de l'amélioration de leur sommeil dans les nuits qui suivent une période de formation, de mobilisation intellectuelle importante (l'installation d'un nouveau logiciel sur son poste de travail, par exemple). Le sommeil est favorisé par l'activité physique, mais surtout par l'activité cérébrale. Si vous avez eu une activité mentale intense dans la journée, vous aurez besoin de dormir. Si vous ne faites rien avec votre cerveau, vous aurez sans doute du mal à trouver le sommeil.

Avec cette fonction, il s'agit de bien comprendre que le sommeil n'est pas un temps mort pour le cerveau, mais un temps de réorganisation. Ce temps est à ce point important pour l'ensemble des mammifères qu'ils se soumettent au sommeil, et donc à une baisse de vigilance face à leur environnement et au risque de prédation, pour satisfaire ce besoin aussi fondamental que la prise de nourriture ou de boisson.

Notre environnement nous sollicite chaque jour. Nous ne cessons jamais de devoir nous adapter aux changements qui nous entourent. Pour être efficaces,

1. M. Weber, C.A. Webb, S.R. Deldonno, M. Kipman, J. Schwab, M.R. Weiner et W.D. Killgore, "Habitual 'sleep credit' is associated with greater grey matter volume of the medial prefrontal cortex, higher emotional intelligence and better mental health", *J. Sleep Res.* (2013) 22(5): 527-534.

pour comprendre, agir, choisir ou encore réfléchir, nous avons besoin de sommeil. Pourtant, le temps que nous consacrons au sommeil ne cesse de se réduire dans les sociétés modernes. Étrange paradoxe, alors que ces mêmes sociétés nous obligent à nous mobiliser toujours plus pour y trouver notre place. Sans sommeil, point de salut. Mais, même si nous décidons de donner toute sa place à notre sommeil, nous lui attribuons des séquences que nous voulons maîtriser, ordonner, contrôler.

Est-il raisonnable de chercher à dompter le sommeil pour dormir quand on l'a décidé ?

Et vous, quand dormez-vous ?

Vous pourriez croire que vous entrez dans le sommeil comme vous basculez un interrupteur : ON/OFF. Or, le sommeil n'est pas l'arrêt de l'éveil. Le sommeil est un autre état de fonctionnement du cerveau. Le passage d'un fonctionnement à l'autre s'effectue selon un certain rythme. Le vivant palpite. Tout est rythme, tout est changeant. Nos rythmes biologiques entrent en résonance avec la musique, dont l'organisation rythmique est perceptible par chacun de nous. La musique a un impact important sur notre rythme intime, sur notre tempo biologique. Le rythme de la musique nous entraîne ou nous endort. Les berceuses sont propices au sommeil, les *rave parties* aux nuits blanches. Au-delà de l'alternance veille-sommeil, il existe de nombreux autres rythmes biologiques, comme les rythmes hormonaux, le rythme de la température ou celui de la prise alimentaire, qui modifient notre tempo intérieur. La connaissance de ces rythmes a donné naissance à une nouvelle discipline biologique, la chronobiologie, qui étudie les rapports temporels entre nos différentes fonctions : l'alimentation, l'activité sexuelle, le sommeil… Le rythme veille-sommeil doit s'harmoniser avec l'ensemble des autres rythmes biologiques, sinon c'est la cacophonie dans l'orchestre de notre corps, et un sentiment de mal-être s'installe. Les travailleurs de nuit connaissent bien cette sensation. Ces rythmes sont stables à l'âge adulte ; le chef d'orchestre s'est construit. Cette construction dépend de facteurs génétiques, mais surtout de notre comportement. Nos parents nous apprennent à quelle heure nous mangeons, à quelle heure nous dormons... Nos rythmes se mettent en place progressivement entre la naissance et la fin de l'adolescence. Vingt ans pour trouver le bon tempo ! Certains d'entre nous sont plus doués, ils ont des rythmes endogènes forts. D'autres sont plus influençables, et notre société aux rythmes variés, loin du rythme jour-nuit, ne les aide guère. La vie comporte aussi des fausses notes : vous perdez le rythme, et il faudra le retrouver. Avec l'âge, il est parfois plus difficile de garder le rythme. Là encore, les organisations sociales peuvent vous aider à rester dans le bon tempo ou vous en exclure : si vous vivez en décalage horaire, vous avez des difficultés à participer à la vie commune...

Une nuit coupée en deux ou continue ?

Le sommeil nocturne d'un seul tenant ne s'est imposé qu'à partir du XIXe siècle. Avant le développement de l'électricité, le sommeil nocturne était souvent divisé en deux temps : un premier sommeil, le « sommeil profond », débutait avec la tombée de la nuit. Ce sommeil était interrompu par une plage d'éveil de 1 à 2 heures, appelée « dorveille » au Moyen Âge. Cette interruption du sommeil avait lieu au milieu de la nuit, vers 1 ou 2 heures du matin. Cette dorveille était occupée par des activités s'accommodant de l'obscurité (activité sexuelle, prières, célébration des mâtines dans les monastères). Nous retrouvons cette organisation dans les paroles des hymnes chantés dans les monastères pour les mâtines : « Nous nous levons de notre lit pendant le calme de la nuit », « Nous rompons les longueurs de la nuit par un chant ». La nuit se terminait avec un second épisode de sommeil, le « sommeil du matin ».

L'introduction de la lumière artificielle a permis de retarder notre heure de coucher, faisant progressivement disparaître la dorveille et conduisant au sommeil d'un seul tenant, monophasique, qui est le nôtre aujourd'hui. Mais ce sommeil à deux phases peut réapparaître, et sera parfois considéré comme une insomnie de milieu de nuit…

L'heure de coucher détermine le début de ce sommeil monophasique et va définir le profil de dormeur que vous êtes, ce que la science appelle votre chronotype. Certains ont un chronotype peu marqué et s'adaptent facilement à une relative variété dans les heures de coucher et de lever. D'autres ont un chronotype très affirmé. Pour les couche-tôt (chronotype « poule », au lit dès 21 heures), les soirées sont souvent des calvaires. Pour les couche-tard (chronotype « hibou »), dormir avant minuit est impossible. Vous devez connaître votre chronotype, car il est en partie génétiquement déterminé : vous ne pouvez pas transformer un hibou en poule !

D'un cycle de sommeil à l'autre

Au fil de vos nuits, vous voyagez à travers les différents stades de sommeil : le sommeil lent, qui se décompose en trois stades, numérotés de 1 à 3, et le sommeil paradoxal. Ces différents stades se succèdent au cours de la nuit dans un ordre précis. Le soir, vous commencez à vous endormir. L'endormissement correspond au stade 1 de sommeil lent. Rapidement, vous passez en stade 2, dit de sommeil confirmé, qui est un sommeil léger. Ce sommeil est le plus abondant au cours de la nuit. Il n'est pas le plus réparateur, mais il est le passage obligé vers les autres stades de sommeil.

Passé le stade 2, le sommeil s'approfondit. Le sommeil lent profond (stade 3) est caractérisé par des ondes cérébrales lentes et de grande amplitude.

Après une longue phase de sommeil lent survient la première phase de sommeil paradoxal. Les activités électriques cérébrales s'accélèrent, vous êtes paralysé et vous bougez les yeux. À la fin de cette phase, souvent vous vous éveillez. Vous venez de réaliser votre premier cycle de sommeil, qui aura duré 90 minutes en moyenne. De quatre à six cycles vont s'enchaîner au cours de votre nuit.

Pour savoir quel dormeur vous êtes, les médecins enregistrent votre sommeil. Ils représentent sur un graphique, appelé « hypnogramme », les stades de sommeil qui se succèdent au cours de votre nuit (figure 2).

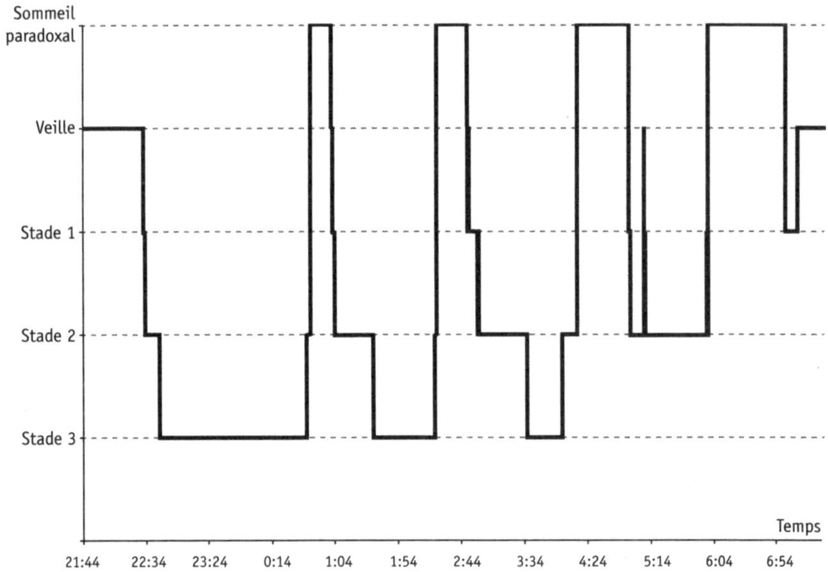

Figure 2 : hypnogramme d'une nuit de sommeil normal d'un adulte jeune. On observe que le sommeil est organisé en cycles dont la composition varie au cours de la nuit : les premiers cycles sont plus riches en sommeil lent profond, les derniers plus riches en sommeil paradoxal, ce qui rend compte de l'adage « le sommeil d'avant minuit est plus réparateur ».

Chaque stade se caractérise par des activités particulières sur votre enregistrement. La visualisation de ces activités permet aux médecins de classer les stades de sommeil, et ainsi de « raconter » votre nuit et l'enchaînement de vos cycles. Cette classification est à la base de la mesure du sommeil. Quand les médecins enregistrent votre sommeil, ils découpent votre enregistrement en morceaux de 30 secondes, appelés « époques ». Ils font correspondre à chaque époque un stade de vigilance (veille, sommeil stade 1, stade 2, stade 3, sommeil paradoxal). Plusieurs stades peuvent être présents sur un même morceau, mais seul le stade majoritaire, présent sur plus de 50 % du morceau, sera retenu dans la quantification du sommeil. Ainsi, si sur 30 secondes d'enregistrement vous êtes éveillé pendant 10 secondes et en stade 1 pendant 20 secondes, on mesurera 30 secondes de stade 1. Lorsque votre sommeil est stable, vous restez pendant plusieurs minutes dans le même stade. La mesure est donc un reflet fidèle de la durée de vos stades de sommeil la majorité du temps, mais c'est moins vrai si votre sommeil est très instable.

Êtes-vous court ou long dormeur ?

En analysant votre nuit, un certain nombre de quantités seront calculées, comme la période de sommeil total (PST), qui est le temps compris entre l'endormissement et le réveil du matin, et le temps de sommeil total (TST), qui est le temps où vous avez vraiment dormi en enlevant la durée de la veille intra-sommeil, puisqu'il existe souvent des périodes d'éveil entre deux cycles... La somme des périodes de veille au cours de la nuit est habituellement inférieure à 5 % de la PST. Sur une nuit de 8 heures, le dormeur moyen est éveillé moins de 24 minutes. Ces éveils intra-sommeil, quand ils sont courts, ne sont pas mémorisés. Vous avez alors l'impression d'avoir dormi « d'un trait », ce qui est habituellement faux. Quand ils sont plus longs, ils seront perçus et facilement surestimés, en particulier lors des nuits d'insomnie. Sera aussi calculée la durée des différents stades de sommeil : le sommeil lent profond dure en moyenne 100 à 120 minutes par nuit, et le sommeil paradoxal, de 70 à 100 minutes. Le stade 2 (sommeil léger) est de loin le sommeil le plus abondant, représentant près de 4 heures pour une nuit de 8 heures.

La plupart d'entre nous (60 %) dorment entre 7 et 8 heures ; les autres, environ 40 % des Français, dorment moins de 7 heures ou plus de 8 heures. Ces différentes durées du sommeil sont à la fois imposées (contraintes professionnelles, choix de vie) et liées à notre besoin de sommeil. Il est souhaitable que notre besoin ne soit pas en opposition avec nos horaires de travail, au risque de difficultés, voire d'impossibilité, d'adaptation. Un trader long dormeur, contraint de retrouver son écran d'ordinateur au petit matin, aura des problèmes d'intégration et fera plus facilement un burn out. Un court dormeur se contentera d'une durée de sommeil inférieure à 6 h 30, alors qu'un long dormeur aura besoin de faire des nuits supérieures à 9 heures. Ce besoin de sommeil est en partie génétiquement déterminé. Il existe des familles de courts dormeurs et des familles de longs dormeurs. Les courts dormeurs constituent 10 % de la population adulte, et les longs dormeurs, 15 %. Naturellement, un besoin de sommeil similaire facilite la vie en couple. Si vous êtes un court dormeur et que votre femme est une grosse dormeuse, il ne faudra pas être surpris si elle s'endort dans vos bras…

Les courts et les longs dormeurs se différencient essentiellement sur la durée de leur sommeil lent léger. Leurs quantités de sommeil lent profond et de sommeil paradoxal sont assez proches dans tous les cas.

Chacun doit donc connaître son besoin de sommeil. Cette connaissance est indispensable à une bonne gestion du sommeil. Dans les sociétés modernes, ce besoin n'est pas souvent satisfait, et nombreux sont ceux qui sont en dette chronique de sommeil. L'augmentation de notre temps de sommeil pendant les week-ends ou les vacances en représente la preuve la plus éclatante.

Après l'heure, ce n'est plus l'heure

Les cycles de sommeil, visibles sur l'hypnogramme, ne sont pas identiques dans leur composition entre le début et la fin de la nuit. Au début de la nuit, vous faites beaucoup de sommeil lent profond et votre sommeil paradoxal est court. À la fin de la nuit, vous ne faites pratiquement plus de sommeil lent profond et votre sommeil paradoxal est long. Ainsi, le matin au réveil, vous avez souvent un rêve en tête. Il faut le raconter rapidement si vous ne voulez pas le voir disparaître. En revanche, si vous vous réveillez pendant le premier cycle de votre sommeil, il y a plus de chances que vous soyez en sommeil lent profond. Votre sortie du sommeil va être plus difficile. Vous allez être un peu perdu, ne comprenant pas très bien ce qui se passe.

Cette hétérogénéité dans la composition des cycles de sommeil dépend largement de votre heure habituelle de coucher. En général, vous produisez du sommeil lent en grande quantité au début de votre nuit, et du sommeil paradoxal surtout à la fin de votre nuit. Si un soir vous vous couchez beaucoup plus tard que d'habitude, à 3 heures du matin au lieu de 22 h 30, par exemple, vous produirez alors au cours de votre nuit beaucoup moins de sommeil lent profond et plus de sommeil paradoxal. Vous serez alors en dette de sommeil lent, que vous récupérerez la nuit suivante si tout se passe bien. On comprend l'adage « le sommeil d'avant minuit est plus réparateur ». Il traduit la plus grande quantité de sommeil lent profond réalisée en début de nuit…

La constitution de la dette

Cette hétérogénéité des cycles à l'intérieur du sommeil explique que le travailleur de nuit ou à horaires décalés ne pourra pas récupérer en dormant plus la journée, car il ne fera pas le même sommeil. Au fil des nuits travaillées, le travailleur de nuit constitue une dette de sommeil qu'il ne récupérera que lors des nuits non travaillées. Au cours d'une étude du sommeil portant sur des infirmières de nuit, nous avons confirmé cette observation. Les infirmières travaillent trois ou quatre nuits, puis elles ont trois nuits de repos. La durée du sommeil diurne reste stable après chacune des nuits travaillées. En revanche, la durée du sommeil au cours de la première nuit non travaillée est beaucoup plus longue. Cette durée du sommeil se réduit progressivement au cours des trois nuits non travaillées, témoignant de la correction progressive de la dette de sommeil. Cette dette contribue à la pénibilité des postes de nuit. Vous pouvez vous rendre compte de cette difficulté lorsque vous faites une nuit blanche : si vous dormez de 7 heures à 14 heures, soit 7 heures de sommeil, vous ne vous sentez pas, à 14 heures, dans la même forme que si vous aviez dormi de 23 heures à 6 heures. Autrement dit, 7 heures de sommeil, selon le moment où vous dormez, ne vous procurent pas le même bénéfice.

L'augmentation du nombre de travailleurs à horaires décalés participe à l'augmentation de la « plainte sommeil » dans nos sociétés développées. Ces organisations qui s'affranchissent du cycle jour-nuit et qui conduisent certains d'entre nous à travailler alors que les autres dorment « martyrisent » le rythme veille-sommeil. Ainsi, l'ouverture des magasins jusqu'à minuit, dans les zones touristiques, contribue à augmenter les troubles du sommeil.

De la dette à la déprime…

En privation aiguë, après une nuit blanche par exemple, nous sommes parfois un peu surexcités le matin, comme « ivres », euphoriques. Puis, à l'heure de la sieste, nous devenons très somnolents, avec un besoin irrépressible de dormir. Cette surexcitation initiale peut nous empêcher de dormir. C'est particulièrement vrai chez l'enfant : quand il manque de sommeil, il devient « grognon », agité, avant de tomber brutalement dans les bras de Morphée. Une privation aiguë due à une mauvaise nuit est normalement compensée par une bonne nuit le lendemain.

En privation chronique, les manifestations sont plus insidieuses. Elles sont neuropsychiques et somatiques. Les manifestations neuropsychiques associent difficultés de concentration et de mémoire, et modifications du caractère vers une plus grande irritabilité et une tendance dépressive. Manquer de sommeil conduit souvent à n'avoir plus envie de faire quoi que ce soit. N'avoir aucune envie, se sentir nul ou être incapable de comprendre sont des signes observés dans la dépression. La privation chronique de sommeil fait le lit de la déprime. Cette humeur triste et cette diminution des capacités critiques expliquent l'usage des privations de sommeil dans les manipulations mentales.

Elle est utilisée comme un moyen de torture qui ne laisse pas de traces physiques.

De la dette à l'obésité…

La manifestation somatique la plus fréquente due au manque chronique de sommeil est la prise de poids. La privation chronique de sommeil participe ainsi à l'épidémie mondiale d'obésité. Pourquoi ? Si nous en croyons l'adage « qui dort dîne », nous pourrions croire que le sommeil remplace la prise alimentaire. En fait, cet adage renvoie au fonctionnement des auberges au Moyen Âge. Les voyageurs devaient dîner pour pouvoir dormir dans l'auberge. La nuit, contrairement au repas, n'était pas payante, mais les hôtes dormaient dans la salle à manger.

Le sommeil ne remplace donc pas un repas, mais il contribue à un bon équilibre en matière alimentaire pour une autre raison. Dans la journée, vous ne restez pas 8 heures sans manger ni boire. La nuit, en revanche, nous faisons 8 heures de jeûne, hormis les personnes qui se lèvent pour manger. Pendant la nuit, vous n'êtes pas réveillé par une sensation de fringale, car la leptine, une hormone sécrétée par le tissu adipeux, vous coupe l'appétit. Quand vous êtes éveillé dans la journée, une autre hormone sécrétée par le tissu adipeux, la ghréline, exerce l'action contraire : elle ouvre l'appétit. Lorsqu'un individu est en privation chronique de sommeil, la balance ghréline-leptine est déséquilibrée : il a faim plus souvent et mange plus. Or, les travailleurs de nuit sont en dette chronique de sommeil. Comme le montrent toutes les études épidémiologiques, le risque d'obésité est plus élevé chez les travailleurs de nuit que chez les travailleurs de jour. Le rôle du sommeil dans le métabolisme est largement démontré, comme l'expliquent le docteur Karine Spiegel et son équipe de l'unité INSERM de Lyon : la privation chronique de sommeil favorise l'obésité et le diabète[1]. Le sujet devient résistant à l'insuline : il lui faut plus d'insuline pour faire pénétrer le sucre dans les cellules, et comme il n'en sécrète pas plus, le taux de sucre dans le sang augmente, signant le diabète.

Incontrôlable sommeil

Dans une société de la vitesse, de la compétition, de la performance, il est tentant de chercher à circonscrire le sommeil aux moments où nous n'avons rien « de mieux » à faire. En revanche, il semble nécessaire d'être bien réveillés pour mener à bien toutes les activités qui nous sollicitent… et elles sont de plus en plus nombreuses. Notre société a développé un grand nombre d'activités dites H24, c'est-à-dire 24 heures sur 24. La pression sociale encourage donc chacun d'entre nous à adapter notre rythme veille-sommeil à un « planning » professionnel et privé de plus en plus chargé. Pourtant, qui ne s'est jamais endormi devant un film intéressant ou en conduisant sa voiture au retour du travail ? Et qui ne s'est jamais retrouvé les yeux grands ouverts alors qu'il faudrait dormir ? Pourquoi cet écart entre nos souhaits et la réalité ? Pourquoi ne pouvons-nous pas mieux contrôler notre sommeil et le plier à nos exigences ? Parce que nous ne sommes pas des machines que nous pourrions mettre en marche ou à l'arrêt à volonté.

Nous faisons partie des organismes vivants et nous

1. L.L. Morselli, A. Guyon et K. Spiegel, “Sleep and metabolic function”, *Pflugers Arch.* (2012) 463(1): 139-160.

sommes soumis à des rythmes qui s'imposent à nous. Le vivant possède de nombreux rythmes de périodicité variable. Il existe des rythmes qui s'exercent sur une durée annuelle (le rythme des oiseaux migrateurs), des rythmes calés sur le mois (chez les femmes, les menstruations ont lieu tous les 28 jours), mais le rythme le plus général est le rythme circadien (de *circa,* « autour », et *dies,* « jours »). La chronobiologie, terme scientifique pour désigner la connaissance des rythmes biologiques, est très récente. Elle est en plein développement.

De nombreuses variables biologiques (concentrations hormonales, température corporelle, division cellulaire...) varient au cours de la journée chez les humains sous le contrôle direct ou indirect d'une horloge dite circadienne.

Chez l'ensemble des mammifères, cette horloge se situe au niveau d'un noyau hypothalamique, le noyau suprachiasmatique, placé au-dessus (supra) du chiasma optique, le croisement des voies visuelles. L'horloge se situe donc à proximité des centres du sommeil hypothalamiques. Les neurones de l'horloge ne sont pas très nombreux (ils sont approximativement 20 000), mais ils vont donner le rythme à toutes les autres horloges de notre organisme. Ces neurones génèrent spontanément des bouffées d'activité et de repos dont le rythme est proche de 24 heures. Le mécanisme de cette activité endogène a été en partie élucidé par la recherche scientifique. Il repose sur l'expression rythmique d'une dizaine de « gènes horloges ». Ces gènes permettent la synthèse de molécules qui vont réguler l'activité de ces neurones. Ces activités rythmiques endogènes sont nombreuses au sein de l'organisme. Par exemple, notre cœur bat de façon rythmique et spontanée, ce qui permet la greffe cardiaque puisque le cœur, s'il est correctement oxygéné, continue à battre à l'extérieur de l'organisme. Autre exemple : la respiration. Au niveau du tronc cérébral, un réseau neuronal va commander la contraction rythmique de notre diaphragme pour inspirer, sans que nous ayons à y penser. Nous pouvons aussi inspirer volontairement ou nous arrêter de respirer. Cette commande rythmique est donc aussi sous contrôle volontaire, mais seulement partiellement, puisque nous ne pouvons pas nous arrêter volontairement de respirer pendant très longtemps. Le rythme veille-sommeil est également lié à cette double commande automatique (nous avons sommeil à telle heure) et volontaire (je décide de rester réveillé), mais, au bout d'un certain temps, la commande automatique prend le dessus (je m'endors même si je voulais rester éveillé).

Dormir sans repères temporels

Cette horloge circadienne n'est pas réglée exactement sur 24 heures. La véritable période a pu être déterminée par des expériences hors du temps. L'une des premières a été réalisée en 1962 par Michel Siffre, alors jeune spéléologue de 23 ans. À l'époque, l'horloge circadienne n'est pas connue. La plupart des scientifiques pensent que les rythmes biologiques sont donnés par l'environnement, en particulier le cycle lumière-obscurité. La question de l'adaptation de l'homme dans un environnement sans lumière du jour (sous-marin, voyage spatial...) est ouverte. Michel Siffre va descendre dans le gouffre de Scarasson, dont l'entrée est située à 2 000 mètres d'altitude dans les Alpes italiennes (entre Limone et Tende), du 18 juillet au 14 septembre 1962, sans repères temporels. Il est relié à la surface par un téléphone, mais la seule information que doivent lui communiquer les membres de son équipe, restés sur le plancher des vaches, est la date du 14 septembre, jour programmé de sa sortie. Lui, en revanche, indique à l'équipe ses heures de coucher et de réveil, ses heures de repas, son activité. Révélé par ces informations transmises à la surface, son rythme naturel, hors de tout repère extérieur, s'étendait sur 24 h 30. Ainsi, il existe bien une horloge interne. Pourtant, Michel Siffre avait une perception du temps très distordue : quand, le cinquante-huitième jour, ses équipiers de surface lui demandèrent de remonter, il croyait n'avoir passé que 25 jours dans le gouffre. Il n'empêche, son rythme quotidien spontané était resté calé sur une durée très proche de nos journées.

À la suite de cette expérience, de nombreuses études hors du temps, réalisées en laboratoire, vont confirmer l'existence de cette horloge interne. La durée dictée par l'horloge dépend des sujets. Chez les sujets du soir, la période endogène est plutôt de 24 h 30, alors qu'elle se rapproche de 23 h 30 chez les sujets du matin[1]. Lorsque cette horloge retarde ou avance selon les individus, elle doit être remise à l'heure, synchronisée, par des synchroniseurs externes. L'alternance lumière-obscurité est le plus puissant des synchroniseurs externes, mais d'autres synchroniseurs, comme la prise alimentaire ou les interactions sociales, peuvent participer à cette mise à l'heure régulière.

Pour le passage à l'an 2000 et son soixantième

1. C. Gronfier, « Physiologie de l'horloge circadienne endogène : des gènes horloges aux applications cliniques », *Médecine du sommeil* (2009) 6, 3-11.

anniversaire, Michel Siffre fera une nouvelle expérience hors du temps dans la grotte de Clamouse (Hérault). Il restera dans cette grotte du 30 novembre 1999 au 14 février 2000. Son horloge interne a naturellement vieilli avec lui. Elle est donc plus fragile. Il dira : « La grande information, par rapport à mes précédentes expériences, c'est que j'ai eu régulièrement des sommeils imprévus. » En l'absence de synchroniseurs externes, le vieillissement de l'horloge fractionne le sommeil : les épisodes de veille sont séparés par des épisodes de sommeil courts tout au long des 24 heures.

Remettre l'horloge à l'heure

Pour l'homme, le plus puissant synchroniseur, même s'il n'est pas le seul, est l'alternance lumière-obscurité. La lumière remet l'horloge à l'heure. La rétine de notre œil capte la lumière grâce à différents neurones : certains permettent la perception visuelle, d'autres assurent des fonctions non visuelles, comme de remettre à l'heure la pendule.

Ces neurones, stimulés par la lumière, vont non seulement synchroniser notre horloge du noyau suprachiasmatique, mais ils vont également agir sur les centres du sommeil hypothalamiques. La lumière bleue est particulièrement efficace pour stimuler les neurones à mélanopsine[1]. C'est pourquoi la lumière bleue des écrans (Smartphone, tablette...) est très

1. Les photorécepteurs, cônes et bâtonnets, indispensables à la perception visuelle, et les cellules ganglionnaires à mélanopsine, qui interviennent dans les fonctions non visuelles de l'œil.

active sur la synchronisation ou la désynchronisation de l'horloge.

Cette lumière bleue si efficace pour nous garder dans le rythme, c'est le bleu du ciel. Les molécules de l'air filtrent les lumières jaune et rouge, et laissent passer le bleu. Le bleu nous stimule, nous réveille...

L'horloge interne est très sensible à l'alternance lumière-obscurité. Les aveugles vont donc souffrir de problèmes rythmiques, et 75 % d'entre eux ont des problèmes d'alternance veille-sommeil. Ils sont en « roue libre », leur horloge n'est pas remise à l'heure.

Par votre comportement, vous pouvez décider de ne pas tenir compte de l'horloge et changer votre rythme veille-sommeil, si vous travaillez la nuit par exemple. Pourtant, l'horloge ne règle pas uniquement le rythme veille-sommeil, mais également tous les autres rythmes, en particulier les rythmes hormonaux et le rythme de la température. Ces rythmes entrent en interaction pour que votre mélodie interne soit harmonieuse. En changeant votre rythme veille-sommeil, vous créez de la dissonance dans l'ensemble de vos rythmes.

La mélatonine, agent de la nuit

Deux hormones, la mélatonine et le cortisol, ont un rythme indépendant du sommeil : leur sécrétion survient même si nous ne dormons pas, mais elles interagissent fortement avec le rythme veille-sommeil.

La mélatonine est une hormone sécrétée par la glande pinéale, ou épiphyse. Elle était considérée par Descartes comme le siège de l'âme, car unique et située au centre du cerveau. La sécrétion de mélatonine a lieu quand il fait noir, elle s'arrête avec la lumière du jour, quand le ciel devient bleu. Cela lui a valu le nom d'hormone du sommeil. Mais ce n'est que partiellement vrai : même si vous ne dormez pas, elle est sécrétée par votre cerveau quand il fait nuit. Sa sécrétion est sous la dépendance du noyau suprachiasmatique, mais elle passe par un long chemin neuronal qui descend au niveau du cou avant de remonter dans la tête.

La mélatonine indique la longueur de la nuit aux animaux vivants dans le Grand Nord. Quand les nuits s'allongent, les animaux comprennent que l'hiver approche. À partir de ce « signal », la marmotte, qui va hiberner pendant plus de 5 mois, commence à se préparer. Elle constitue des réserves de graisse en mangeant énormément entre la fin de l'été et le début de l'automne.

Cette mélatonine va faciliter notre sommeil. Il est donc important de sortir le matin. L'exposition à la lumière du soleil bloque la sécrétion de mélatonine et permet d'être bien éveillé. Les Suédois ont compris l'intérêt de faire de la photothérapie en hiver. Ils s'éclairent le matin avec de la lumière enrichie en lumière bleue, une lumière qui bloque la sécrétion de mélatonine. Ce besoin de lumière artificielle, dans les pays du Nord, explique en partie le succès de la société Philips, qui a été créée à Amsterdam le 15 mai 1891. Elle est l'un des plus grands groupes mondiaux en matière d'éclairage. Elle a d'ailleurs développé les lampes de photothérapie (traitement par l'exposition à la lumière).

Naturellement, la sécrétion de mélatonine ne s'arrête pas instantanément selon les circonstances. Par exemple, lorsque vous voyagez, votre cerveau s'adapte au décalage horaire en plusieurs jours. Quand vous allez aux États-Unis, pendant quelques jours, vous n'avez pas sommeil au même moment que les Américains. Le fait de bien s'éclairer le matin facilitera la remise à l'heure de l'horloge interne et raccourcira les effets du décalage horaire.

Le cortisol, agent du matin

Autre hormone qui agit sur le sommeil : le cortisol. C'est une hormone sécrétée par les glandes surrénales (sur le rein). Sa sécrétion est maximale entre 6 et 8 heures du matin, et elle est quasi nulle au milieu de la nuit. Cette hormone favorise le catabolisme, c'est-à-dire la production d'énergie en permettant d'augmenter le taux de sucre dans le sang. Ainsi, le matin, la sécrétion de cortisol va mettre à la disposition de votre organisme des composés énergétiques, les glucides, pour que vous soyez en forme la journée. Chez le travailleur de nuit, cette sécrétion va gêner son endormissement le matin. Le cortisol est également sécrété en cas de stress. Il permet de mobiliser des composés énergétiques pour mieux réagir au stress en mettant plus de sucre à la disposition de nos muscles, et nous permettre ainsi de courir plus vite ou de taper plus fort en cas d'attaque par exemple… Aujourd'hui cependant, le stress est plus psychologique que physique : lorsque nous stressons, le cortisol va donc surtout nous empêcher de dormir. Si vous prenez un traitement à base de cortisone, ne le prenez pas le soir, il vous empêcherait de trouver le sommeil !

Le sommeil lent profond pour une croissance harmonieuse

Contrairement aux hormones précédentes, la sécrétion de l'hormone de croissance dépend du sommeil. Cette hormone est sécrétée par l'hypophyse, essentiellement au cours du sommeil lent profond. Le sommeil, en particulier au début de la nuit, est donc important pour une production harmonieuse de cette hormone fondamentale pour la croissance de l'enfant et les processus de synthèse protéique. Si l'organisme en sécrète trop, il développe une maladie appelée « acromégalie ». Cette sécrétion anormale d'hormones favorise le gigantisme. À l'inverse, si un enfant dort trop peu, il en sécrète moins, et cela peut avoir un impact sur sa croissance.

Sommeil au froid, insomnie au chaud

Lorsque vous êtes hospitalisé, le personnel soignant prend votre température tôt le matin, même si vous n'avez rien à faire pendant toute la journée. Notre température centrale est à son niveau le plus bas entre 4 et 6 heures du matin. Si votre température est de 38 degrés Celsius le matin, vous avez de la fièvre. En revanche, si elle est de 38 degrés Celsius le soir, cela peut simplement traduire votre activité de la journée passée, l'échauffement de vos muscles… De nombreux facteurs vont influencer votre température centrale : l'activité physique, la prise alimentaire, la progestérone chez les femmes. Pour détecter l'ovulation, les femmes prennent leur température le matin à la même heure pendant un mois. L'ovulation se traduit par une augmentation de la température de 3 à 5 dixièmes de degré. La température présente deux plateaux, l'un plus bas, avant l'ovulation, l'autre plus haut, après celle-ci. Cette élévation de la température est liée à la sécrétion de progestérone après l'ovulation. Si vous êtes enceinte, cette élévation persiste au-delà du seizième jour et les règles n'apparaissent pas.

Le soir, la température du corps est donc à son niveau le plus haut. Sa chute progressive au cours de la nuit est un signal envoyé au cerveau pour faciliter le sommeil. La mélatonine sécrétée pendant la nuit favorise la baisse de température corporelle en provoquant une vasodilatation. Cette chute est perçue, si nous ne dormons pas, comme une sensation de froid vers 3 ou 4 heures du matin.

Faire du sport intensément dans la soirée va gêner l'endormissement, car cette activité va s'opposer à la chute thermique nocturne. De même, il est plus difficile de trouver le sommeil dans une chambre trop chauffée.

À l'inverse, si vous pratiquez une activité physique régulière dans la journée, l'amplitude de votre rythme thermique va augmenter, la chute de votre température au cours de la nuit sera plus importante et elle favorisera votre sommeil.

Chez les travailleurs de nuit, le rythme de leur température ne s'inverse pas ; au mieux, son amplitude tend à diminuer. Quand on travaille la nuit, l'augmentation matinale de la température va aussi gêner l'endormissement du matin.

Alimentation rythmée pour sommeil harmonieux

Nos pratiques alimentaires ont aussi une incidence sur notre sommeil. En général, nous prenons trois repas par jour : le petit déjeuner, le déjeuner et le dîner. Les diététiciens recommandent de prendre un petit déjeuner important et un dîner léger. Ce rythme de prise alimentaire est en harmonie avec les rythmes hormonaux. Le matin, le niveau de cortisol augmente : ce que vous mangez va être « brûlé » facilement et ne vous fera pas grossir. Le soir, ce que vous mangez va être stocké par l'hormone de croissance qui sera sécrétée au cours du sommeil lent profond, y compris chez les adultes puisque c'est elle qui répare, cicatrise, assure le renouvellement cellulaire. Si vous avez tendance à grossir, le gros repas du soir ne va pas vous aider à retrouver la ligne... Malheureusement, ces rythmes ont aujourd'hui tendance à être inversés. Le premier repas de la journée est souvent négligé : il faut choisir entre la réduction du sommeil et la réduction du temps consacré au petit déjeuner. Le déjeuner, avec la journée continue, est réduit en durée et en quantité. Le dîner est plus souvent le principal repas de la journée. S'il est trop copieux et trop tardif, il va empêcher le sommeil. Outre-Atlantique, le rythme des prises alimentaires est souvent encore plus dégradé. Hormis le petit déjeuner, les prises alimentaires sont fragmentées et se répartissent sur l'ensemble de la journée, ce qui contribue à l'augmentation du nombre d'obèses aux États-Unis. La France résiste à cette multiplication du grignotage en continu : McDonald a été surpris par les creux d'activité de la seconde partie de matinée et d'après-midi, et les pics aux heures d'affluence dans ses fast-foods en France. Pour diminuer la longueur des files d'attente aux heures d'affluence (12-14 heures et 18-21 heures), les fast-foods ont développé en 2009-2010 les bornes de prise de commande en libre-service.

Rythmes sociaux, rythmes biologiques en dissonance

L'interaction harmonieuse des différents rythmes du corps humain s'est construite au fil de notre évolution d'animal diurne. Nous construisons aussi nos rythmes au cours de notre enfance.

En moins d'un siècle malheureusement, nos rythmes sociaux se sont largement éloignés de nos rythmes biologiques. Résultat : les troubles du sommeil se sont multipliés au rythme de nos changements de vie.

Les rythmes circadiens ne sont pas les seuls touchés. Dans les zones tempérées, les rythmes circannuels sociaux et biologiques sont en opposition ! En France, l'été est une période de vacances, alors que les jours sont longs et que nous avons besoin de moins de sommeil (plus de lumière, moins de mélatonine). En revanche, l'hiver est une période d'intense activité professionnelle alors que les jours sont courts et que nous avons besoin de davantage de sommeil. Cette inversion des tempos s'est pérennisée malgré les modifications de la société. Pour que les enfants et les adolescents puissent bénéficier de l'instruction obligatoire et gratuite, il a fallu négocier avec la France agricole, qui avait besoin d'eux l'été pour aider aux récoltes, aux moissons et aux vendanges. Ainsi, les vacances scolaires s'étalent du 15 juillet au 30 septembre en 1939. En 1960, elles vont du 28 juin au 16 septembre, mais la circulaire fixant le calendrier scolaire en 1960-1961 précise qu'il est prévu des autorisations d'absence entre le 15 et le 30 septembre pour les enfants de plus de 12 ans qui sont occupés aux travaux agricoles. Ce rythme est en phase avec une France rurale où les travaux des champs sont intenses l'été, mais en opposition de phase avec la France industrielle et urbaine d'aujourd'hui. L'industrie touristique estivale est loin de compenser économiquement cette aberration physiologique. On sait que cette opposition de phases est un des facteurs à l'origine des dépressions saisonnières.

Le combat veille-sommeil

Le besoin de dormir se traduit par diverses sensations : difficulté à rester attentif, à comprendre une conversation, yeux qui piquent, paupières qui s'alourdissent, bâillements... Comment interpréter ces sensations ? S'agit-il de l'impression de ne pas réussir à rester éveillé ou bien de la sensation d'être envahi par le sommeil ?

Contre toute attente, il faut éviter de confondre les deux : ces différentes sensations ne traduisent pas la même chose. Elles peuvent être dissociées. De nombreux insomniaques rapportent qu'ils ont besoin de dormir mais qu'ils ne parviennent pas à s'endormir. Des sujets hypersomniaques vont au contraire s'endormir de façon brutale sans signe avant-coureur, surprenant leur entourage. Cette double sensation est liée aux deux réseaux de régulation de notre rythme veille-sommeil : les réseaux de l'éveil et les réseaux du sommeil.

En effet, le besoin de dormir dépend de deux facteurs : la durée de la veille préalable et l'heure de la journée.

Plus longtemps vous êtes resté éveillé, plus vous avez envie de dormir. Après 24 à 48 heures sans dormir, le sommeil devient irrépressible. Les systèmes de sommeil démarrent quoi que vous fassiez. Bien sûr, les systèmes d'éveil ont aussi tendance à s'arrêter ; vous pouvez les stimuler pour qu'ils empêchent vos systèmes de sommeil de démarrer, le plus souvent en vain. Au volant de votre voiture, vous mettez la musique à fond, vous ouvrez la fenêtre, mais le seul comportement adéquat est de s'arrêter pour dormir. À ces moments-là, c'est en quelque sorte le système du sommeil qui tente de prendre le dessus sur le système de veille.

Le besoin de dormir dépend aussi de l'heure de la journée. Il existe un rythme circadien de la vigilance, que vous percevez si vous ne dormez pas durant 24 heures. Au cours d'une nuit blanche, c'est vers 4 heures du matin que votre envie de dormir est à son maximum. Cette diminution de la vigilance est responsable du nombre plus élevé d'accidents de voiture par endormissement au volant ou d'accidents industriels graves. Les accidents de Tchernobyl (1986) ou de Bhopâl (1984) sont survenus la nuit. Vers 7-8 heures, votre vigilance s'améliore, vous vous sentez en forme, étonné de supporter aussi bien une nuit blanche. Vos systèmes d'éveil se sont remis en route. Vers 13-15 heures en revanche, l'envie de dormir devient impossible à combattre, le poids de votre nuit blanche vous tombe sur les paupières.

Du bon usage de la sieste

Pour la plupart d'entre nous et quelles que soient les circonstances, à l'heure de la sieste, le niveau d'activité des systèmes d'éveil baisse et la pression des systèmes de sommeil augmente. Ce creux de vigilance se manifeste également si nous n'avons pas fait de nuit blanche. Il témoigne plus de la « fatigue » des systèmes d'éveil que d'un manque de sommeil. La sieste est surtout utile pour mettre les systèmes d'éveil au repos. La sieste doit donc être plutôt courte. Son rôle est de restaurer la vigilance, non d'accumuler du sommeil. Si vous vous sentez plus fatigué au réveil de la sieste qu'avant, il faut raccourcir la sieste. Le fait d'avoir dormi profondément témoigne de la mise en route des systèmes de sommeil. Vous allez percevoir une difficulté à les arrêter : c'est ce qu'on appelle l'inertie du sommeil. Ce moment où le système de veille se déclenche mais où celui du sommeil a du mal à s'arrêter. Cette inertie est responsable de la difficulté de certains à émerger le matin. Ceux qui ne parlent pas au réveil, ceux qui sont atones ou grognons, les ours mal léchés du petit déjeuner se reconnaîtront.

Certains pensent que ce creux de vigilance après le repas est lié à la prise alimentaire. Souvent cependant, les mêmes personnes disent que, si elles font un gros repas le soir, elles ne parviennent pas à s'endormir. La prise alimentaire n'est donc pas le facteur essentiel de cette somnolence d'après déjeuner, sauf en cas de gros repas arrosé.

La science a prouvé que les systèmes d'éveil fonctionnent au ralenti pendant parfois plus d'une heure à la mi-journée, alors qu'une sieste de 5 à 15 minutes permet de redémarrer d'un bon pied.

Les bienfaits de la sieste commencent à être reconnus. Elle avait disparu avec l'organisation du travail en journée continue, mais restait très présente dans nos campagnes. Il ne viendrait à l'idée de personne d'aller travailler aux champs entre midi et deux ! Aujourd'hui, la pression de la société cherche à convaincre l'être humain qu'il est possible de rester concentré et attentif pendant huit heures d'affilée au moins. C'est même un impératif social. Pourtant, la science a prouvé que les systèmes d'éveil ne peuvent pas soutenir ce rythme. Cette connaissance gagne du terrain. Des bars à sieste ont ouvert dans certaines grandes villes, comme Paris ou Marseille. Ils proposent un lieu de calme et de détente à proximité des lieux de travail puisque, la plupart du temps, le domicile est trop éloigné du bureau pour que l'on puisse rentrer à la mi-journée. Certaines entreprises proposent des lieux de sieste. Des cabines de sieste ont vu le jour. Il nous faut alors réapprendre à faire la sieste. Tout le monde peut la faire, mais l'apprentissage pour certains est plus laborieux. La sieste est un moment de lâcher prise au cours duquel il faut laisser ses pensées flotter sans essayer de les retenir, ne pas craindre de montrer une image de soi moins contrôlée, moins compétitive. Il ne faut pas chercher à dormir, mais trouver une position confortable, mettre son portable en mode avion et décoller. Si vous avez peur de vous endormir trop longtemps, mettez un réveil. La sieste n'est pas une perte de temps. Vous serez beaucoup plus efficace après avoir rechargé vos systèmes d'éveil. De toute façon, vous serez beaucoup moins réactif et créatif pendant le début d'après-midi si vous ne faites pas la sieste. Trop fatigués pour affronter la soirée, certains font la sieste en arrivant chez eux, mais ce n'est plus l'heure. Cette sieste-là va décaler le sommeil de nuit, alors qu'une courte sieste avant 15 heures n'a aucun effet sur le repos nocturne.

Le sommeil au fil de la vie

Le rythme veille-sommeil de référence est celui de l'adulte jeune, mais ce rythme ne nous est pas donné à la naissance. Il va se construire dans l'enfance, grâce aux parents. Cette construction est double : biologique et culturelle. Biologique, car notre cerveau n'est pas fini quand nous naissons. Contrairement au petit cheval, nous ne marchons pas à la naissance. Les petits êtres humains ont beaucoup à apprendre, à construire. Nos réseaux neuronaux de veille et de sommeil ne sont pas encore totalement configurés. Nos parents vont nous transmettre la façon de dormir : dans un berceau ou sur le dos de la mère, par exemple. Cette construction culturelle de notre sommeil est longue. Notre rythme veille-sommeil sera bousculé et réajusté à l'adolescence, souvent en opposition aux adultes, là encore avec un double moteur biologique et comportemental. Biologique, car l'apparition des hormones sexuelles va conduire à la réorganisation des rythmes internes. Comportemental, car l'adolescent va confronter sa façon de dormir avec celles d'autres personnes qui ne font pas partie de sa famille. Ce rythme veille-sommeil devra être préservé lors des grands bouleversements de notre vie : entrée dans la vie professionnelle, fondation d'une famille, passage à la retraite. Si notre chronotype fait partie des chronotypes majoritaires de notre entourage, ce rythme sera souvent facile à mettre en place et à conserver. S'il est très différent, il nécessitera une attention soutenue. Notre rythme veille-sommeil ne nous est pas donné une fois pour toutes à la naissance. Nous devons le construire et l'entretenir dans une interaction permanente avec notre environnement social et naturel : les Inuits ne dorment pas comme les Pygmées.

Chut ! bébé dort !

Si le sommeil de l'adulte n'a pas encore révélé tous ses mystères, le sommeil du nouveau-né est encore une terre inconnue. Les connaissances familiales, transmises par les grands-parents et l'expérience des fratries nombreuses, n'existent plus dans les familles nucléaires avec un ou deux enfants. Certains jeunes parents pensent que le sommeil du tout-petit est équivalent à leur sommeil, mais en plus long. On comprend le désarroi et l'inquiétude de ces jeunes parents devant leur nouveau-né qui pleure très souvent la nuit. Cette inquiétude sera naturellement renforcée si leur bébé est né prématuré ou avec un petit poids de naissance. Les parents voudront nourrir leur enfant au moindre cri. Pourtant, on commence à en savoir un peu sur le sommeil du tout-petit.

À la naissance, les stades du sommeil de l'adulte n'existent pas. L'activité électrique cérébrale du prématuré n'est pas du tout celle de l'adulte. Elle évolue chaque semaine, depuis un tracé électroencéphalographique presque « plat », très discontinu chez le grand prématuré, jusqu'à un tracé continu chez le bébé né à terme. Les changements se poursuivent tous les mois chez le nourrisson ! Tout est en construction, et la rapidité de cette construction est variable. Si l'enfant est né prématuré, la construction cérébrale se poursuit comme si l'enfant était encore dans le ventre de sa mère. La mise en place des rythmes veille-sommeil sera donc plus longue chez le prématuré. Un enfant né un mois avant le terme n'aura le rythme veille-sommeil d'un enfant né à terme qu'à la fin de son premier mois de vie.

Dans tous les cas, ce sont ses parents qui vont lui apprendre à faire ses nuits. Ils vont apprendre à apaiser leur bébé quand il pleure, mais aussi à le laisser pleurer quand il est l'heure de dormir, à le stimuler à certaines heures de la journée mais à le laisser dormir pour les siestes. Les conseils théoriques ne manquent pas, mais ils ne valent pas les conseils des grands-parents ou l'expérience acquise quand la fratrie s'agrandit. Certaines informations théoriques s'associent à des mises en garde qui peuvent devenir terrorisantes pour les parents, comme la prévention de la mort subite du nourrisson. Si les dangers sont variés, ils sont peu fréquents. Les bébés ont survécu à des époques plus traumatisantes que la nôtre en termes de mode de vie et d'hygiène.

Chez le nouveau-né, la veille est peu abondante, entre 2 et 4 heures par 24 heures. La veille calme est rare et ne dure que quelques minutes. Pendant ces courtes périodes, le bébé apparaît détendu et attentif. Les périodes de veille agitée sont beaucoup plus fréquentes et durables. Le bébé est alors peu réceptif à son environnement. Il bouge ses bras et ses jambes, il a des activités stéréotypées de succion et, surtout, il émet des gémissements et des pleurs. Ces bruits ne témoignent pas forcément d'une souffrance ou d'une sensation de faim, mais sont perturbants pour les parents. Que faire ? Attendre que l'enfant s'endorme. Certes, mais ce n'est pas toujours facile.

Trois types de sommeil sont présents pendant les 3 à 4 premiers mois de vie : le sommeil agité, qui deviendra le sommeil paradoxal, le sommeil calme, qui deviendra le sommeil lent, et le sommeil transitionnel, qui s'observe lors du passage entre le sommeil agité et le sommeil calme.

Le sommeil agité associe d'abondants mouvements de tout le corps, entrecoupés de périodes d'atonie, et des mouvements plus localisés (visage, mains). Le bébé a des mouvements fins des doigts. Il fait des mimiques traduisant toutes les émotions. Parfois, il sourit, mais ce sourire n'est pas adressé à quelqu'un. Il sourit « aux anges ». Il bouge les yeux sous ses paupières closes, parfois mi-closes. Sa respiration et son rythme cardiaque sont irréguliers. Des pauses respiratoires sont possibles. Ces rythmes sont beaucoup plus rapides que chez l'adulte, avec une fréquence cardiaque supérieure à 120 pulsations par minute et une fréquence respiratoire de 30 à 60 cycles respiratoires par minute, contre 12-14 chez l'adulte. Son activité électrique cérébrale est pratiquement continue, constituée de fréquences lentes. Ce sommeil est majoritaire. Il occupe 60 % du temps de sommeil total chez le bébé né à terme. Il va se réduire progressivement pour ne représenter que 25 % du sommeil total après le sixième mois. Il n'est pas forcément identifié par les parents, qui peuvent penser que leur bébé est réveillé. Contrairement à l'adulte, un bébé s'endort directement en sommeil agité, et la transition entre veille agitée et sommeil agité n'est pas toujours évidente à distinguer.

Après une phase de sommeil transitionnel apparaît le sommeil calme, qui est le plus rassurant pour les parents. Il est caractérisé par une immobilité entrecoupée de brefs sursauts. Le visage est peu expressif, le bébé fait des mouvements de succion périodiques. Il ne présente pas de mouvements oculaires. Son rythme respiratoire et son rythme cardiaque sont rapides, mais réguliers. L'électroencéphalogramme est discontinu, puis alternant, enchaînant des moments lents et amples et des moments plus rapides et moins amples. Ce sommeil, qui deviendra le sommeil lent, occupe 35 % du temps de sommeil total chez le bébé né à terme.

Apprivoiser les nuits

Pendant les premiers mois de vie, le sommeil et la veille sont répartis de façon uniforme sur les 24 heures par cycles de 45 à 60 minutes ; les cycles du bébé sont donc beaucoup plus courts que ceux de l'adulte. Le bébé dort autant la journée que la nuit ; il ne fait pas ses nuits. Les autres rythmes ne sont pas encore en place : la mélatonine est sécrétée de façon continue et ne répond pas aux changements de lumière. Le rythme de la température commencera à se mettre en place à partir du troisième mois. Les éveils surviennent aussi bien le jour que la nuit, épuisant les parents. Au cours de ces moments actifs, la prise du biberon ou du sein aura lieu, mais comme les éveils sont plus nombreux que les prises alimentaires, le bébé doit apprendre à se rendormir sans forcément avoir eu un biberon ou le sein. Chaque éveil ne doit pas être synonyme de prise alimentaire. Les parents doivent s'organiser en fonction de leur propre rythme veille-sommeil pour le transmettre progressivement à leur bébé. Cette transmission devient plus facile à partir du troisième mois, car les autres rythmes biologiques se mettent en place. La sécrétion de mélatonine devenant sensible à la lumière, il faut que le bébé reçoive les signaux lumineux. S'il est maintenu dans l'obscurité la journée, il aura beaucoup plus de difficultés à faire ses nuits. Passé le troisième mois après le terme, le bébé fait habituellement ses nuits : la plage de sommeil nocturne est la plus longue, les plages de sommeil diurne se réduisent à deux siestes, une le matin et une l'après-midi. S'il ne fait pas ses nuits, il faut mettre plus d'énergie pour lui apprendre et utiliser les synchroniseurs externes pour que son horloge se mette à l'heure. Mieux vaut éviter certaines erreurs, comme une alimentation trop fréquente, une absence de lumière diurne, une faible stimulation dans la journée et une stimulation intense en début de soirée…

Rituel et régularité

Entre 3 mois et 3 ans, l'apprentissage se consolide. Dans nos sociétés développées, cette consolidation nécessite une participation « volontariste » et ferme des parents fondée sur la régularité des horaires et des rituels du coucher. Faire tous les soirs la même chose à la même heure n'est pas forcément enthousiasmant pour les adultes, mais c'est indispensable pour les enfants. Pour consolider le rythme de l'enfant, il faut que le tempo reste le même. L'enfant a besoin de synchroniseurs externes forts car, en interne, tout bouge. Les activités cérébrales caractéristiques des différents stades de sommeil de l'adulte se mettent en place et apparaissent sur les enregistrements. La répartition des stades de sommeil au cours de l'alternance jour-nuit évolue progressivement vers la répartition adulte. L'endormissement se fait en sommeil lent le soir. Les éveils nocturnes de fin de cycle diminuent en fréquence et en durée. La diminution de la sécrétion urinaire nocturne, à partir de 2 ans, participe à l'acquisition de la propreté et à la stabilité du sommeil. Il est capital que l'enfant sache se rendormir seul à la suite de ses éveils nocturnes. Il n'est pas raisonnable que les parents mettent en place le même rituel pour le premier endormissement, qui signifie l'entrée dans la nuit de sommeil, et les rendormissements qui se succèdent à la fin de chaque cycle au cours de la nuit. Pour que l'enfant se rendorme seul, il faut qu'il reste dans son lit après son réveil. S'il s'endort systématiquement dans vos bras, il ne pourra se rendormir que dans vos bras.

La veille en période diurne s'allonge, la sieste du matin disparaît vers 18 mois. La sieste d'après-midi va également disparaître, mais elle réapparaîtra chez l'adulte.

Ces rythmes peuvent facilement être perturbés par une rhino-pharyngite, une poussée dentaire ou une organisation inadéquate du début de soirée. Il est difficile pour certains parents qui travaillent de coucher tôt leur enfant. Ils souhaitent « profiter » de lui à la fin de leur journée de travail, faute de quoi ils ont l'impression de ne pas assez s'occuper de lui. Le créneau horaire entre 18 h 30 et 20 heures va alors être un moment d'interaction forte avec les adultes et les éventuels frères et sœurs. Cette stimulation peut générer une excitation telle que l'endormissement va devenir une lutte avec des rituels de plus en plus longs et complexes. Si l'enfant a beaucoup dormi dans la journée, il est aussi capable de résister au sommeil le soir. La journée de l'enfant chez une assistante maternelle ou à la crèche peut lui donner l'occasion de longues siestes, qui lui permettent de compenser s'il s'endort tard le soir.

Pour éviter le cercle vicieux généré par un sommeil diurne trop abondant et un sommeil nocturne difficile, il est important de coucher les enfants tôt, idéalement à 19 heures. Cet horaire est difficile à mettre en place si vous terminez votre travail tard et que votre temps de transport travail-domicile est long. Ces connaissances sur les rythmes et les besoins des enfants, qui étaient transmises par les grands-parents ou par l'expérience des parents ayant déjà eu des enfants, doivent maintenant être transmises à la maternité. En leur absence, les mères risquent de s'épuiser progressivement, les couples risquent de se déchirer. Les soignants (médecin traitant, pédiatre, sage-femme…) sont alors sollicités, mais se trouvent souvent désarmés à ce stade. La prise en charge n'en sera que plus longue.

Cet apprentissage va naturellement être beaucoup plus complexe lors de l'arrivée du deuxième enfant, puisqu'il faudra alors harmoniser trois rythmes veille-sommeil : celui des parents, celui de l'aîné, qui commence à se stabiliser, et celui du petit dernier, qui entame sa mise en place. Les enfants n'ont pas forcément le même déroulé dans la mise en place des rythmes, et cela va encore compliquer leur gestion. À la fin, il faudra que l'orchestre familial soit accordé. La dissonance prolongée n'est pas une situation tenable.

Au lit les enfants !

Progressivement, la durée des cycles s'allonge et passe de 45 à 90 minutes. Lors de la disparition de la sieste d'après midi, le premier cycle de sommeil peut être particulièrement long (140 à 180 minutes) et constitué exclusivement de sommeil lent. C'est au cours de ce premier cycle que surviennent certains troubles du sommeil, comme le somnambulisme et les terreurs nocturnes.

Pendant cette époque de la vie, les types de dormeurs, courts ou longs, du matin ou du soir, se dessinent. Sur cette période, le sommeil est stable. L'expression « dormir comme un bébé » serait plus appropriée à cet âge, car le sommeil du bébé n'est pas aussi simple. Les rythmes hormonaux sont également réguliers : la sécrétion de mélatonine, après avoir augmenté jusqu'à l'âge de 5 ans, diminue jusqu'à la puberté. Les hormones sexuelles sont à leur taux le plus faible. L'hormone de croissance est abondante, la croissance est régulière.

Et les rythmes scolaires ? Les connaissances de la chronobiologie de l'enfant sont pratiquement exclues des réflexions conduisant à la définition des rythmes des écoliers. Les vacances scolaires d'été n'ont pas été organisées au départ pour faciliter les apprentissages à l'école, mais pour que les enfants puissent faire les vendanges. Les rythmes scolaires sont plutôt définis par des contraintes socio-économiques que par des analyses chronobiologiques. Pour adapter la société à leurs besoins de sommeil, il faudrait changer de nombreux rythmes sociaux, retarder l'heure d'entrée en classe et placer les grandes vacances en hiver !

Âge	4-12 mois	1-2 ans	3-5 ans	6-12 ans	13-18 ans
Durée du sommeil par 24 heures	de 12 à 16 heures	de 11 à 14 heures	de 10 à 13 heures	de 9 à 12 heures	de 8 à 10 heures

Durée du sommeil en fonction de l'âge, recommandée par l'Académie américaine de médecine du sommeil.

Quand les hormones bouillonnent…

À l'adolescence, les rythmes de l'enfance sont remis en cause pour laisser place à d'autres rythmes hormonaux et sociaux. Mais, si le tempo a été bien assimilé dans la petite enfance, les troubles du sommeil seront moins fréquents à l'âge adulte après la remise en cause pubertaire.

Ce bouleversement commence vers 10 ans chez la fille et 11 ans chez le garçon. La puberté est déclenchée par la libération d'une hormone hypothalamique, la gonadolibérine, qui va conduire à la production d'hormones par une glande : l'hypophyse. Ces hormones hypophysaires stimulent la sécrétion de testostérone chez le garçon et d'œstrogène et de progestérone chez la fille. Les caractères sexuels secondaires vont progressivement apparaître. Le déclenchement pubertaire dépend de nombreux facteurs : environnementaux, génétiques, somatiques, comme le poids et la taille. L'hormone qui régule la satiété, la leptine, sécrétée par le tissu adipeux, joue elle aussi un rôle important : l'anorexie peut retarder le déclenchement pubertaire, et l'excès pondéral peut être une des causes de puberté précoce.

Cette puberté s'étale sur 3 à 4 ans pour la maturité sexuelle, mais sur plus du double pour la maturité cérébrale. À l'adolescence, le cerveau connaît une réorganisation majeure. La preuve : adultes, nous ne raisonnerons plus comme un enfant, du moins en général… Cette réorganisation s'accompagne d'une décroissance de divers paramètres du fonctionnement cérébral, comme l'amplitude des ondes lentes lors du sommeil lent profond, la densité des synapses, la consommation de glucose. Cet « élagage » des réseaux neuronaux, associé à l'augmentation de la myéline[1], en particulier au niveau des lobes frontaux, va rendre les adolescents plus performants. Les réseaux neuronaux fonctionnent plus vite et consomment moins d'énergie. L'augmentation des capacités cognitives entre 10 et 20 ans témoigne de l'efficacité de cette réorganisation. Au milieu de tous ces bouleversements, l'adolescent va réorganiser son rythme veille-sommeil. Cette réorganisation n'est pas sans conséquences sur sa construction cérébrale. L'équipe de Jean-Luc Martinot, à Paris, a montré en février 2017 chez l'adolescent les corrélations qui existent entre le volume de matière grise de certaines régions cérébrales, les habitudes de sommeil et les performances scolaires[2]. Selon vos habitudes de sommeil, votre matière grise n'a pas la même taille et vos résultats scolaires ne sont pas aussi bons !

… le sommeil explose

Tous les parents qui ont eu un adolescent le savent : les adolescents s'endorment tard et font la grasse matinée. Ce décalage de phase est multifactoriel. Chez l'adolescent, la sécrétion de mélatonine est plus tardive. La pression de sommeil en début de soirée est plus faible.

1. La myéline est la gaine isolante qui entoure les axones des neurones et permet une conduction plus rapide de l'influx nerveux.
2. A.S. Urrila, E. Artiges, J. Massicotte, R. Miranda, H. Vulser, P. Bézivin-Frere, W. Lapidaire, H. Lemaître, J. Penttilä, P.J. Conrod, H. Garavan, M.L. Paillère Martinot et J.L. Martinot, "Sleep habits, academic performance, and the adolescent brain structure", *Scientific Reports* 7 (2017) 41678.

Les jeunes résistent mieux au sommeil en soirée que les adultes. Ils sont plus « du soir ». Un allongement de la période circadienne au-delà de 24 heures a été évoqué. Ce décalage de phase est accentué par les modifications des rythmes sociaux : la soirée est beaucoup plus occupée (devoirs scolaires, échanges avec les amis *via* les réseaux sociaux, moindre pression parentale…). La lumière bleue des écrans des portables ou des tablettes a envahi les chambres et les soirées des adolescents, retardant d'autant leur sécrétion de mélatonine.

En période scolaire, ce décalage s'associe à un horaire de lever très matinal et contraint. Une privation chronique de sommeil s'installe les jours de classe, privation qui sera rattrapée le week-end, à condition toutefois que les sorties nocturnes ne viennent pas accentuer la privation. Cette privation chronique n'est pas sans conséquences sur la prise de poids, l'humeur dépressive et la chute des performances scolaires, mais la vie monastique n'est pas de mise à cet âge-là. Les rencontres sont nombreuses et les interactions sociales riches, parfois aussi passionnées qu'éphémères.

Cette résistance accrue au sommeil va être utilisée pour faire des fêtes qui peuvent durer jusqu'au matin. Le sommeil sera rattrapé le jour, à l'abri de volets fermés. Pendant les vacances, dès que la pression scolaire se relâche, l'inversion du rythme veille-sommeil est fréquente.

Ces difficultés sont connues depuis la nuit des temps. Dans un grand nombre de cultures, des rites de passage ont été mis en place pour définir le passage de l'enfance à l'âge adulte. Ces rites ne sont pas toujours réalisés au même âge pour tous les enfants ; il leur faut atteindre un certain degré de maturité. Ces rites se préparent et valorisent le passage à l'état adulte. En deçà, vous êtes un enfant ; au-delà, vous êtes adulte. Dans votre vie d'adulte, vous ne dormez plus comme un enfant. Ces rites peuvent apparaître structurants pour l'adolescent. Ils sont devenus multiples dans nos sociétés cosmopolites. Les adolescents peuvent aussi en inventer. Cette liberté nouvelle s'accompagne de difficultés nouvelles. Comment gérer son rythme veille-sommeil dans ses nouveaux rythmes/rites sociaux ? Ces rythmes conditionnent le temps du sommeil, dont le rôle dans la construction cérébrale à cet âge est considérable. La société doit donner des signaux forts pour que ce rythme veille-sommeil ne soit pas trop distordu. Pourrait-on, par exemple, inciter les boîtes de nuit à ouvrir plus tôt et à fermer plus tôt pour éviter les débuts de soirée interminables et les nuits blanches ?

La somnolence de l'adolescent

Les adolescents peuvent ressentir une certaine somnolence diurne, qui est accentuée en cas de privation de sommeil mais qui peut se manifester même en son absence. Cette somnolence pourrait être liée à la moindre amplitude des ondes lentes du sommeil lent profond. Alors que, chez l'adulte, l'amplitude de ces ondes lentes augmente dans le sommeil de récupération après privation de sommeil, chez l'adolescent, même après privation de sommeil, les ondes lentes sont moins amples que lorsqu'il était enfant.

Devant de telles modifications, nous comprenons l'importance de l'exposition le matin à la lumière du jour pour éviter l'augmentation du décalage de phase et stimuler la vigilance diurne. De là à imposer le *morning life* aux adolescents, il y a un pas que franchit Hal Elrod outre-Atlantique[1]. Ce jeune auteur de 33 ans préconise de se lever à l'aube, conformément à la mode américaine. Elrod en a fait un principe de vie pour tout le monde. Selon lui, il faut commencer sa journée à 5 h 30 par un jogging... En quelque sorte, il aurait mis au point la revanche de ceux qui se couchent tôt le soir et « ne profitent pas de la vie » sur les couche-tard qui vivent à fond. Faut-il y voir une critique du jeunisme ? Hal Elrod a 33 ans lorsqu'il écrit *Miracle Morning.* Il sort d'un épisode dépressif à la suite de ses pertes financières liées aux subprimes. À 33 ans et à la sortie d'un épisode dépressif, on se réveille très tôt sans même y penser, mais le lever à l'aube est très souvent contre-productif à l'adolescence.

Le sommeil adulte : un long fleuve tranquille ?

Comme l'ensemble de nos rythmes biologiques, le rythme veille-sommeil reste assez stable de 25 à 50-60 ans, avec toutefois deux exceptions. La première est liée à votre activité professionnelle : la société génère un nombre de plus en plus important de travaux à horaires décalés qui nécessitent des « remises à l'heure » régulières et coûteuses des horloges biologiques. La deuxième est liée à la vie des femmes, dont les rythmes hormonaux vont se modifier aux cours des grossesses et à la ménopause.

Comme le travail à horaires variables, le travail de nuit induit au cours de la période travaillée une réduction du sommeil de 1 à 4 heures sur 24 heures, selon le type d'activité. Le sommeil de nuit est absent ou écourté.

1. Hal Elrod est l'auteur de *Miracle Morning*, First.

Le sommeil rattrapé dans la journée n'a pas la même composition, il est moins riche en sommeil lent profond, souvent plus riche en sommeil paradoxal. Cette dette quantitative et qualitative entraîne une somnolence plus marquée en période d'éveil, y compris pendant l'activité professionnelle. Les sujets récupèrent leur dette de sommeil à l'occasion des périodes non travaillées. Cette alternance dette-récupération est plus ou moins difficile à supporter selon les personnes, mais il existe peu de facteurs qui permettent de prévoir qui souffrira dans cette situation du « syndrome de désadaptation », c'est-à-dire d'insomnie et de mal-être. Il n'est pas davantage possible d'anticiper le moment de survenue de cette désadaptation en cas de travail à horaires décalés ou de nuit. Les sujets gros dormeurs et du matin auront beaucoup de difficulté à travailler la nuit. Les sujets gros dormeurs et du soir feront de piètres boulangers. Le travail en trois-huit a fait l'objet de nombreuses recherches pour trouver le rythme le moins mauvais : rotation dans le sens horaire (matin/après-midi/nuit/repos), rotations rapides, tous les 2-3 jours, ou intermédiaires, tous les 4-5 jours. Les rotations rapides provoquent plus de dette de sommeil et moins de modifications des rythmes, le sujet n'ayant pas le temps de modifier ses rythmes avant chaque changement d'horaires. La variété des typologies de notre rythme veille-sommeil explique probablement l'absence de conclusion claire de ces études. La gestion du rythme veille-sommeil des travailleurs à horaires décalés doit faire l'objet d'une attention soutenue pour éviter une brutale et sévère désadaptation.

Les femmes fragiles… sur le plan du sommeil

L'autre facteur ayant un impact fort sur le sommeil adulte ne concerne que les femmes. La vie hormonale de celles-ci est très différente de celle des hommes. En effet, les stéroïdes sexuels ont des rythmes de sécrétion très différents chez l'homme et chez la femme, et vont modifier de façon plus importante le rythme veille-sommeil de la femme.

La « plainte sommeil » est donc plus fréquente chez les femmes que chez les hommes dans la grande majorité des études épidémiologiques. C'est bien la vie hormonale des femmes, plus complexe que celle de la gent masculine, qui est en partie responsable de cette inégalité.

Les rythmes hormonaux féminins se modifient tout au long de la vie : lors de la puberté, comme chez les garçons mais plus précocement, mais aussi pendant la grossesse et l'allaitement, et enfin lors de la ménopause.

Au cours du premier trimestre de la grossesse, une somnolence diurne s'installe, liée à la sécrétion de progestérone. Cette somnolence est remplacée au dernier trimestre par des difficultés d'endormissement et une fragmentation du sommeil. L'effet favorable sur le sommeil de la progestérone ne contrebalance pas les éveils liés aux modifications morphologiques et aux mouvements du fœtus, dont le sommeil n'est pas en phase avec celui de sa maman. Les enregistrements polygraphiques confirment ces plaintes, montrant en fin de grossesse une fragmentation du sommeil et une réduction du sommeil lent profond.

Après l'accouchement, le rythme veille-sommeil de la mère va s'organiser en fonction de celui du bébé. Il pourra se normaliser en 2 à 3 mois, à condition que le bébé « fasse ses nuits ». Pendant cette période, les éveils intra-sommeil sont nombreux, conditionnés par les bruits du bébé. Passé le troisième mois, il faut que le couple s'organise pour que la mère puisse récupérer sa dette de sommeil. Celle-ci favorisant la dépression et le baby-blues, la déprime est fréquente chez la femme après l'accouchement. Elle est probablement liée en partie au manque de sommeil. La question du sommeil de la mère doit être soulevée et prise en compte dans la famille si le rythme veille-sommeil du bébé reste instable au-delà du troisième mois.

À la ménopause, un nouveau bouleversement hormonal va remettre en cause le rythme veille-sommeil. Il concerne non seulement les hormones sexuelles, dont la sécrétion va progressivement s'arrêter, mais aussi les hormones hypophysaires, dont la sécrétion augmente pour « ranimer » l'ovaire en cours d'arrêt. Cette augmentation a été incriminée dans les bouffées de chaleur. Enfin, d'autres hormones, comme la mélatonine et les hormones thyroïdiennes, ont des niveaux de sécrétion plus variables. Près d'une femme sur deux présente des troubles du sommeil lors de la ménopause. L'installation de ces troubles est très progressive, comme celle de la ménopause. Ils peuvent survenir alors que les règles deviennent plus irrégulières. Ils sont dominés par l'insomnie, dont les causes sont nombreuses. Les bouffées de chaleur et les sueurs nocturnes vont fragmenter le sommeil. Une tendance à la dépression peut apparaître, favorisée par la dette de sommeil et la modification de l'image de soi. L'altération du sommeil nocturne et la dette de sommeil qu'elle entraîne favorisent la prise de poids, fréquente à cet âge. Mesdames, il convient donc de surveiller votre sommeil et de garder le rythme en renforçant les synchroniseurs externes : n'oubliez pas de vous exposer à la lumière du soleil le matin et de pratiquer une activité physique régulière.

Concernant vos hormones, les messages d'alerte, en particulier sur le cancer du sein, lancés par les pouvoirs publics sur le traitement hormonal substitutif de la ménopause ont conduit les médecins à arrêter ces traitements. On a alors constaté une recrudescence des « plaintes sommeil ». Lorsque les femmes consultent pour un problème de sommeil, elles doivent parler de leurs rythmes hormonaux à leur médecin. Un traitement hormonal substitutif bien conduit peut avoir beaucoup plus d'avantages que d'inconvénients.

Vieillir mais dormir

Comme en témoigne Michel Siffre à la sortie de la grotte de Clamouse, l'horloge endogène marche moins bien à l'âge de 60 ans. Le rythme circadien du sommeil tend à devenir ultradien, c'est-à-dire qu'il se cale sur une période plus courte que la journée. Le sommeil redevient polyphasique, comme chez le bébé. Cela explique les épisodes de sommeil diurne dont s'est plaint Michel Siffre à la sortie de la grotte.

Les seniors ont une propension plus marquée aux assoupissements dans la journée et aux éveils nocturnes prolongés. Les personnes âgées, contrairement aux adolescents, présentent une avance de phase : l'heure du coucher est plus précoce, de même que l'heure du réveil (vers 5 ou 6 heures du matin). Les seniors sont plus souvent du matin et courts dormeurs.

La composition des cycles du sommeil nocturne se modifie : la quantité de sommeil paradoxal tend à devenir identique entre le premier cycle et le dernier. Le sommeil lent profond est réduit aux dépens des phases plus légères de sommeil lent. Le sommeil est donc plus fragile à cette étape de la vie. Il peut également être altéré par des maladies et par certains médicaments. Pourtant, garder le rythme est indispensable. Il faut utiliser tous les synchroniseurs externes : mettre en place une activité diurne stimulante, en particulier pour le cerveau, un dîner après 19 heures, pour essayer de décaler l'heure du coucher après 21 heures, et une exposition matinale à la lumière du jour. Cette mise en place n'est pas aisée, en particulier en maison de retraite.

Tous les rythmes de votre corps sont stables sur de longues périodes. Les rythmes hormonaux et le rythme de la température s'imposent à vous : ils se construisent sans que vous ayez besoin d'y penser, et ils s'altèrent sans que vous vous en rendiez compte.

Le rythme veille-sommeil a un statut à part. Il se construit dans l'interaction avec les proches : les parents apprennent à l'enfant à faire ses nuits, la société impose ses rythmes. Le besoin de dormir a une double détermination : la durée de votre veille (après une nuit blanche, vous avez sommeil) et l'heure du jour (à l'heure de la sieste, vous avez plus envie de dormir qu'à 9 heures du matin). Vous pouvez rester éveillé alors qu'il est l'heure de dormir et vous pensez pouvoir assujettir votre rythme veille-sommeil à votre volonté : « Je dormirai quand j'aurai le temps ! » Ce n'est vrai que sur une courte période et, quand le rythme se dérègle, vous allez devoir participer activement à la remise à l'heure de votre horloge, avec éventuellement l'aide d'un médecin.

Les mille et une manières de mal dormir

En 1985, le professeur William Dement, un des pionniers américains de la médecine du sommeil déclare : « Nous avons créé une nouvelle spécialité médicale, la médecine du sommeil. » La médecine du sommeil est donc une spécialité jeune et transdisciplinaire. Cette spécialité est ouverte à des médecins venant de spécialités diverses, comme la neurologie, la pneumologie, la psychiatrie, la pédiatrie, etc. Cela prouve que les connaissances dans le domaine des troubles du sommeil sont devenues suffisamment importantes et concernent assez de patients pour qu'elles constituent désormais le corpus d'un enseignement de spécialité.

Les différents troubles du sommeil sont regroupés dans une classification[1] dont la troisième édition a été publiée en 2014. Elle comporte six grands chapitres, qui répertorient près de soixante-dix troubles du sommeil. Cette classification aide les médecins à prendre

1. *Classification internationale des pathologies du sommeil* (ISBN 9782746674028) : traduction présentée par la Société française de recherche et de médecine du sommeil de la 3e version de l'*International Classification of Sleep Disorders,* ou ICSD-3, American Academy of Sleep Medecine.

en charge les pathologies du sommeil, mais elle reste peu connue des médecins de famille. La formation sur le sommeil est très réduite dans le cursus des études médicales initiales (moins de 5 heures d'enseignement en dix ans d'étude !), et les médecins qui ont fini leurs études médicales avant 1990 n'ont eu au cours de leurs études aucune formation sur le sommeil.

Notre société a été plus efficace pour altérer notre sommeil que pour former ses médecins à l'impact de notre mode de vie sur nos nuits.

Heureusement, en particulier à la suite du rapport sur le thème du sommeil remis en 2006 au ministre de la Santé de l'époque, Xavier Bertrand, la situation s'améliore[1]. On constate un développement des formations aux pathologies du sommeil pour les médecins. Le problème des pathologies du sommeil est l'implication de nombreuses spécialités. En France, nous avons l'habitude des spécialistes d'organe : le cardiologue, spécialiste du cœur, le pneumologue, spécialiste des poumons… Cette nouvelle spécialité, centrée sur un comportement, le sommeil, se fait plus difficilement une place au sein des spécialités médicales académiques…

Une deuxième difficulté au développement de cette spécialité vient du fait que nous pouvons avoir un sommeil perturbé sans forcément être malades. Doit-on aller voir un médecin quand on n'a pas de pathologie ? Il est normal que vous passiez de mauvaises nuits si vous avez des soucis (un proche malade, un problème professionnel ou financier). Votre rythme de vie, s'il est anarchique, peut suffire à altérer votre sommeil. Quand ce dernier se

1. Rapport sur le thème du sommeil, ministère de la Santé et des Solidarités, décembre 2006, coordination du docteur J.P. Giordanella.

dégrade, vous pouvez mettre en place certains moyens pour essayer de l'améliorer : chercher un médicament pour dormir en demandant conseil à des proches, à votre pharmacien, voire parfois augmenter sans y prendre garde votre consommation d'alcool le soir. Si la situation perdure, il est important d'en parler à votre médecin. Celui-ci doit pouvoir vous apporter des informations sur la meilleure manière de gérer votre sommeil. La consultation sommeil est une consultation longue. Le médecin doit analyser les perturbations de votre sommeil et votre façon de vivre. Au cours de mes trente ans d'exercice au centre du sommeil de l'Assistance publique à Marseille, j'ai pu observer les progrès réalisés dans la connaissance des pathologies du sommeil en partie grâce au développement des moyens d'enregistrement du sommeil des patients. Au cours des congrès médicaux, nationaux et internationaux, consacrés au sommeil, nous avons pu mettre en commun nos connaissances sur ces pathologies, apprécier leur fréquence et leur impact sur la vie de nos concitoyens, déterminer les moyens les plus adaptés pour les traiter. Ces connaissances augmentent avec l'augmentation du nombre de patients pris en charge et grâce aux formations aux pathologies du sommeil que suivent des médecins de plus en plus nombreux. Les premiers congrès français sur le sommeil réunissaient une quarantaine de participants. Au dernier congrès du sommeil en France, nous étions plus de 2 600. Ce chiffre traduit bien le chemin parcouru. Ce développement s'est déroulé de façon similaire partout dans le monde. Des sociétés savantes consacrées à l'étude du sommeil et de ses altérations sont apparues en France, en Europe et aux États-Unis. À partir des nombreuses consultations que j'ai menées à l'hôpital, j'ai pu constater que certains patients présentaient des histoires similaires. Les cas que je vais vous présenter vous permettront de mieux comprendre votre plainte sommeil ou celle de vos proches.

Quand le sommeil déserte nos nuits

L'insomnie est à la fois le trouble du sommeil le plus banal et celui dont les sujets se plaignent le plus. Qu'est-ce que l'insomnie ? C'est le fait de ne pas réussir à dormir autant qu'on le souhaiterait ou d'avoir l'impression que son sommeil n'est pas réparateur. Il n'existe pas de définition objective de l'insomnie : un médecin ne peut pas mesurer le sommeil d'un patient sur la base d'un sommeil « moyen » qui serait une norme pour dire que tel patient est insomniaque et que tel autre ne l'est pas. C'est le sujet lui-même qui se définit comme insomniaque. Dans les exemples choisis, l'analyse de la plainte permet de préciser le type d'insomnie et de proposer un traitement.

Tout le monde peut avoir une nuit d'insomnie. Il s'agit d'une insomnie aiguë. Elle apparaît le plus souvent en réaction à une situation stressante et elle n'entraîne généralement pas de demande de consultation. Normalement, après une nuit d'insomnie, vous dormez mieux la nuit suivante et vous récupérez votre dette de sommeil. Parfois, cette récupération ne se produit pas et les nuits d'insomnie s'enchaînent. L'insomnie devient alors chronique. On parle d'insomnie chronique quand les nuits d'insomnie se répètent au moins trois fois par semaine pendant plus de trois mois. Cette insomnie a des répercussions dans la journée : vous êtes fatigué, irritable, vous avez des difficultés de concentration et de mémoire. Ce passage de l'insomnie aiguë à l'insomnie chronique pourrait être évité, mais les médecins, et en particulier les spécialistes du sommeil, ne voient souvent que les patients souffrant d'insomnie chronique. Pour éviter ce passage à la chronicité, il faut apprendre à connaître et à gérer son sommeil. Chacun peut agir sur son sommeil. Le meilleur exemple et le plus radical est sans doute celui du navigateur solitaire qui participe au Vendée Globe Challenge. Pendant la course, qui dure parfois plus de trois mois, il dort quatre heures par nuit en se réveillant toutes les heures. Pourtant, il ne dit pas qu'il est insomniaque ! Tout est relatif, donc. Le navigateur solitaire suit une préparation qui comporte l'apprentissage de la gestion de son sommeil. C'est à partir du vécu des patients que vous comprendrez la variété des types d'insomnie et de leur prise en charge.

Quand le lit devient un lieu de torture

Philippe, 35 ans, consulte car il n'arrive plus à dormir depuis plus d'un an. Jusqu'à l'âge de 33 ans, son sommeil ne lui a posé aucun souci. Son problème de sommeil a commencé avec le vol de sa voiture, qui l'a contraint à se lever plus tôt (5 h 30) pour aller travailler en prenant les transports en commun. Il avait du mal à s'endormir le soir, mais, pour se lever plus tôt, il se couchait plus tôt (22 heures). Il a demandé conseil à son pharmacien, qui lui a donné du Donormyl. Ce médicament a réglé ses problèmes d'endormissement, mais il se sentait fatigué dans la journée. Au bout d'un mois, ayant une nouvelle voiture, il a pu revenir à son heure de lever habituelle (7 heures). Il a naturellement arrêté le Donormyl et s'est couché plus tard (23 heures). Pourtant, ne parvenant plus à s'endormir, il se tournait dans son lit pendant près d'une heure. Il se réveillait brutalement à 5 heures et n'arrivait à se rendormir que vers 6 heures, quand il y parvenait. Il se sentait énervé la journée et ses relations avec son supérieur s'étaient dégradées. Il a alors consulté son médecin traitant, qui lui a expliqué que l'arrêt brutal du Donormyl était en partie responsable de ces difficultés d'endormissement. Il lui a prescrit un autre somnifère avec un programme de sevrage plus progressif. Ce nouveau somnifère a été efficace les premiers temps, mais les problèmes d'insomnie ont réapparu lors des tentatives de réduction des doses. Aujourd'hui, il n'arrive pas à s'endormir malgré la prise de somnifères. Dès qu'il se couche, des pensées l'assaillent, il redoute une nouvelle nuit d'insomnie. Il revoit tout ce qu'il n'a pas pu faire dans la journée et liste ce qu'il devra faire le lendemain. Naturellement, pour faire tout cela, il faudrait qu'il fasse une bonne nuit, mais le sommeil ne vient toujours pas… Sa nuit a tendance à se fragmenter et, lors des réveils, il s'inquiète de ce qu'il ne pourra pas faire le lendemain. En plus, sa nuit est écourtée par un réveil précoce. Pour essayer d'avoir une nuit de sommeil suffisamment longue, le soir, il va se coucher plus tôt, après avoir pris le somnifère. Au bout d'une demi-heure, comme il ne dort toujours pas, il s'énerve et, parfois, prend un deuxième somnifère. Il est convaincu que la journée du lendemain sera catastrophique s'il ne parvient pas à dormir. Il est persuadé qu'il n'est plus capable de dormir sans somnifère. Il a « perdu » le sommeil.

Mon diagnostic

L'insomnie de Philippe est une insomnie très fréquente. Elle porte le nom d'« insomnie psycho-physiologique ». Cela veut dire qu'elle est liée à des causes physiologiques et entretenue par des causes psychologiques. Il est habituel d'avoir des difficultés de sommeil quand on a une grosse contrariété et que l'on change brutalement ses horaires habituels de sommeil. Le fait de prendre des somnifères peut aider à passer ce cap aigu, mais, à l'arrêt du somnifère, il peut exister un « rebond d'insomnie ». Naturellement, si le stress de ne pas dormir conduit à la reprise du somnifère, l'insomnie chronique n'est pas loin. Il faut donc gérer cette insomnie de rebond pour ne pas entrer dans un cercle vicieux : je ne dors pas ; je prends un somnifère ; il ne marche plus ; j'augmente la dose.

Les somnifères sont des médicaments utiles quand ils sont pris de manière intermittente. Ils deviennent inutiles s'ils sont pris tous les soirs. Leur prescription est d'ailleurs limitée à quatre semaines, et leur renouvellement nécessite une nouvelle consultation. Les somnifères agissent sur des récepteurs au GABA situés sur les neurones. En se liant à ces récepteurs, les molécules du somnifère vont bloquer le fonctionnement de neurones impliqués dans l'éveil. Si nous saturons en permanence ces récepteurs, les neurones s'adaptent. Ils vont diminuer le nombre de récepteurs à leur surface et les somnifères seront moins efficaces : la diminution des récepteurs sur les neurones liés à l'éveil ouvre la voie de l'accoutumance. Quand nous arrêtons les somnifères brutalement, les neurones de nos centres de sommeil sont devenus moins efficaces, car ils agissent aussi sur les récepteurs au GABA pour bloquer les systèmes d'éveil. C'est la dépendance. Les somnifères sont des médicaments symptomatiques : ils permettent de bien dormir quelques nuits, mais ils ne traitent pas la cause de l'insomnie. Quand vous avez mal aux dents, vous prenez un médicament contre la douleur, mais il ne permet pas de guérir le mal de dents. Il faudra soigner vos dents.

Mon conseil

Pour l'insomnie de Philippe, les somnifères sont devenus inutiles. Ils vont même accentuer les pertes de mémoire, qui sont également accrues par l'absence de sommeil. Pour l'aider, le traitement le plus efficace est la thérapie cognitivo-comportementale (TCC). Cette thérapie est d'ailleurs recommandée par la Haute Autorité de santé, mais n'est pas prise en charge par l'Assurance maladie !

Cette thérapie consiste à donner des informations à Philippe sur le sommeil (partie cognitive de la thérapie) et à demander à Philippe de modifier son comportement (partie comportementale de la thérapie). Pour cela, je demande à Philippe de remplir un agenda de sommeil. Il note tous les matins sur une feuille ses heures de coucher et de lever, ainsi que les parties de la nuit où il pense avoir dormi. En fonction de l'agenda, je vais proposer à Philippe ses heures de coucher et de lever de telle façon que son sommeil soit plus continu entre le coucher et le lever. Philippe est un peu surpris. En effet, il consulte car il pense ne pas dormir assez, et je vais lui demander de réduire son temps au lit ! Quand il passera la majeure partie de son temps au lit à dormir, il pourra augmenter son temps au lit d'un quart d'heure, jusqu'à arriver à un temps de sommeil voisin de celui qu'il avait avant le début de son insomnie. Par ailleurs, si Philippe est éveillé, je lui demande de sortir du lit de façon à recréer le lien entre le sommeil et le lit. Un grand nombre d'insomniaques, n'arrivant pas à dormir, font beaucoup de choses dans leur lit. Ils regardent la télévision, répondent à leurs courriels, passent des coups de téléphone… Ainsi, progressivement, le lien lit-sommeil a disparu. Le lit devient un lieu de grande activité, et l'insomniaque se met à dormir sur le canapé du salon ! Ce retour de l'association entre le lit et le sommeil est très progressif. Pour l'insomniaque, le lit est devenu un lieu de souffrance où il attend toujours un sommeil qui ne vient jamais. Il doit réapprendre le fait d'avoir envie d'aller dans son lit, ce lit où il a tant souffert. Parfois, les insomniaques dorment mieux chez des amis ou à l'hôtel que dans leur lit. Ils font le bonheur des marchants de lit : « Si vous dormez mal, c'est parce que votre matelas n'est pas adapté à votre morphologie. Il faut acheter un matelas à reconnaissance de forme… » Vous changerez donc de lit, mais pas d'insomnie.

Au cours de cette TCC, Philippe doit lutter contre ses fausses croyances : « Je dois dormir 8 heures », « Si je ne dors pas assez, demain je ne pourrai pas assister à une réunion importante »… Vous pensez que le navigateur solitaire, dans les mers du Sud, dort assez pour affronter tempêtes et icebergs ? Si Philippe a une journée qui le passionne, il améliorera son sommeil, mais il pense l'inverse : « Si je dors bien, ma journée sera bonne. » Quand vous passez une mauvaise journée, cela peut altérer votre sommeil. Quand vous passez une bonne journée, la nuit est souvent agréable.

Les difficultés de la TCC sont nombreuses : le patient est acteur de son amélioration (il n'est pas passif, comme lors de la prise d'un somnifère) et les résultats sont progressifs, ce qui peut décourager... Parfois, le flux de pensées n'est pas maîtrisable. Il faudra ajouter d'autres thérapies, comme les thérapies de pleine conscience. Ces thérapies sont des exercices de méditation au cours desquels Philippe va apprendre à se concentrer sur ses sensations ici et maintenant. Il doit éviter de se « prendre la tête » avec le passé et le futur, juste penser au présent.

Ce type de prise en charge est très efficace, mais il ne met pas à l'abri de la récidive. Si vous vous êtes cassé une jambe, l'immobilisation plâtrée est très efficace, mais vous pourrez à nouveau vous casser la jambe ! Philippe aura du mal à comprendre que des périodes d'insomnie puissent revenir. Il aurait voulu ne plus avoir à s'occuper de son sommeil, comme avant son insomnie, mais c'était une chance de ne pas avoir à s'occuper de son sommeil. Son cerveau a appris ce qu'était l'insomnie, il ne pourra pas l'oublier. Au cours de la vie, chacun doit faire attention à son sommeil, comme à son alimentation et à sa santé en général.

Le court dormeur qui se croyait insomniaque

Gérard, 67 ans, consulte car, depuis deux ans environ, il n'arrive pas à s'endormir avant 1 heure du matin et se réveille à 6 h 30 sans parvenir à se rendormir. Une fois qu'il est endormi, son sommeil est assez stable. Dans la journée, il ne se sent pas somnolent, sauf depuis le changement de somnifère. En effet, il prend depuis un an des somnifères. Il a changé plusieurs fois de produit, mais les somnifères ne marchent que quelques jours, et l'insomnie revient. Parfois, il prend un premier somnifère vers 23 heures et un deuxième vers 0 h 30, et il parvient à dormir jusqu'à 7 h 30. Mais il se sent fatigué au réveil et doit prendre deux ou trois tasses de café pour pouvoir démarrer. Gérard est à la retraite depuis deux ans. Il avait une entreprise qui marchait bien et il a eu l'opportunité de la vendre très correctement. Il est marié, et sa femme poursuit son activité professionnelle. Ses enfants n'habitent pas la région ; il ne les voit que lors des fêtes familiales. Hormis ce problème de sommeil, tout va bien. Pourtant, il lui semble que sa mémoire est moins bonne. Il s'inquiète de ce qu'il a lu sur les effets négatifs des somnifères sur la mémoire. Je lui demande ses horaires de coucher et de lever quand il travaillait. Gérard me dit qu'il se couchait tard car il aimait bien « faire les paperasses la nuit ». Souvent, il s'y mettait vers 22 heures, après s'être détendu en regardant une série télé.

— L'avantage de la nuit, c'est que personne ne me dérangeait ! dit-il.

Le matin, il se levait vers 6 heures pour commencer son travail vers 7 h 30, avant que ses employés arrivent.

— Et en vacances, vous faisiez des grasses matinées ?

— Non, je n'aime pas rester au lit le matin.

— En vacances, vous aimiez faire la fête ?

— Oui, je travaillais tellement dans l'année ! Heureusement que je pouvais en profiter pendant les vacances !

En résumé, Gérard est un court dormeur. Avec 6 heures de sommeil, il est en pleine forme. Mais avec la vente de son entreprise, il est un peu désœuvré et il souhaiterait dormir plus longtemps, au moins aussi longtemps que sa femme…

Mon diagnostic

Je lui explique qu'il présente une typologie « court dormeur » et que nous ne pourrons pas le transformer en

« long dormeur ». En revanche, les somnifères le rendent somnolent la journée et lui font perdre la mémoire ! Il lui faut donc les arrêter. Il lui faut aussi retrouver un important niveau d'activité en journée et en seconde partie de soirée. En effet, quand il travaillait, il ne se plaignait pas d'insomnie et il dormait le même nombre d'heures. Ces conseils sont cependant plus faciles à dire qu'à mettre en pratique. Cela dépendra des goûts de Gérard et de sa motivation pour se lancer dans une activité aussi prenante que l'était son activité professionnelle.

Quand la dépression se cache derrière l'insomnie

Claire, 28 ans, consulte car elle se réveille tous les matins vers 3-4 heures et ne parvient pas à se rendormir. Lors de ce réveil, elle se sent très mal, avec une boule dans la gorge. Elle écoute les bruits de la maison, mais tout le monde dort, y compris son fils de 1 an, Thomas, pour lequel elle a pris un congé parental de trois ans pour « pouvoir en profiter ». À ce moment, elle se sent très seule. Elle se reproche de ne pas être suffisamment présente auprès de Thomas mais, la journée, elle est tellement épuisée par ses nuits écourtées qu'elle le confie le plus souvent possible à sa mère. Son insomnie a commencé après la naissance de son fils. Elle avait voulu l'allaiter, mais elle était rapidement passée au biberon car elle n'avait pas assez de lait. Thomas avait fait ses nuits assez vite et, comme elle était épuisée, n'arrivant pas à dormir, son mari donnait le biberon de 3 heures du matin. Lui se rendormait après le biberon alors qu'elle restait éveillée. Elle se disait qu'elle aurait pu le lui donner, mais elle se sentait trop fatiguée. Elle redoutait qu'un éveil prolongé pour donner le biberon ne lui permette plus de se rendormir. De toute façon, Thomas ne prend plus le biberon à 3 heures maintenant et elle ne dort pas. Toute la journée, elle traîne, affalée sur le divan devant la télévision. Son mari lui dit qu'elle devrait se bouger un peu, car la tenue de la maison et la sienne laissent à désirer. Elle n'a toujours pas retrouvé son poids d'avant la grossesse, or elle a pris 20 kilos au cours de celle-ci. Si seulement elle pouvait retrouver son sommeil, elle pourrait profiter de ses journées, refaire du sport…

Mon diagnostic

Claire est en fait déprimée. Le baby-blues évolue vers une dépression sévère, qu'il faut traiter énergiquement avec des antidépresseurs, c'est-à-dire avec une dose adaptée à sa dépression. Il faudra probablement ajouter des anxiolytiques. Ces deux types de traitement agissent sur différentes cibles neuronales. Cette prise en charge doit être réalisée par un psychiatre. Certains patients, comme Claire, ont peur de cette prise en charge psychiatrique. Il faut les rassurer. Si Claire faisait un infarctus du myocarde à 3 heures du matin, elle serait tout à fait rassurée d'être prise en charge en cardiologie ! Une dépression sévère doit être prise en charge en psychiatrie. Claire ne retrouvera le sommeil que si on traite sa dépression.

Les rapports entre la dépression et le sommeil sont complexes. Tous les sujets déprimés ont une altération du rythme veille-sommeil : le sommeil nocturne s'interrompt prématurément, et la vigilance diurne est réduite, rien ne fait envie. Inversement, la réduction importante du sommeil rend l'humeur triste. Lors d'un burn out, les sujets n'arrivent pas à dormir et sont abattus. Entre la dépression qui empêche de dormir et la privation de sommeil qui fait déprimer, le diagnostic et le traitement sont rendus difficiles. Beaucoup de patients pensent que l'altération de leur sommeil est seule responsable de leur mal-être. Parfois, c'est leur mal-être qui est responsable de l'altération de leur sommeil. Si vous êtes heureux, vous dormirez mieux. Cela permet de mieux comprendre la prescription d'un antidépresseur.

Une insomnie paradoxale

Geneviève, 70 ans, consulte car elle ne dort plus depuis plusieurs années. Elle a tout essayé, mais rien ne marche. Actuellement, elle va se coucher vers 23 heures, elle se sent fatiguée mais n'a pas sommeil. Elle reste dans son lit jusqu'à 7 heures en attendant que le sommeil vienne, mais il ne vient jamais. Dans la journée, elle s'occupe de ses petits-enfants et participe à des activités à la maison pour tous du quartier. À la mi-journée, trois ou quatre fois par semaine, elle va s'allonger sur le canapé pour récupérer de ses nuits sans sommeil, mais elle ne fait que somnoler. Son insomnie a commencé après un genre de gastro-entérite où elle a pris beaucoup de Primperan car elle était très nauséeuse. Avant cet épisode, elle ne dormait pas beaucoup, car elle veillait son mari, qui était gravement malade. Il est décédé depuis dix ans. Geneviève est par ailleurs en bonne santé, elle ne prend qu'un « petit traitement » pour la tension. Elle ne prend pas de somnifères, ils ne lui servent à rien. Elle se demande si de nouveaux produits sont sortis, car elle se trouve plus fatiguée ces derniers temps.

La sévérité de l'insomnie de Geneviève contraste avec son activité diurne et sa présentation pendant la consultation : elle est plutôt alerte et gaie. Je lui propose un enregistrement de sa nuit de sommeil qui sera réalisé chez elle, car elle ne souhaite pas dormir à l'hôpital. Elle vient à l'hôpital en début d'après-midi. Les techniciennes du centre du sommeil lui installent quinze électrodes sur la tête. Son sommeil sera enregistré sur un boîtier qu'elle porte en bandoulière. Le lendemain, elle revient au centre pour être débarrassée du dispositif. La lecture de son enregistrement montre que Geneviève a dormi 6 h 30, alors qu'elle déclare n'avoir pratiquement pas dormi, tout au plus somnolé 1 heure, comme d'habitude.

Mon diagnostic

Il s'agit d'un trouble majeur de la perception du sommeil. Les somnifères sont aussi inutiles que les lunettes correctrices pour un non-voyant.

Nous percevons mal notre sommeil pour deux raisons. D'une part, et pour beaucoup de sujets, le sommeil, c'est l'absence de perceptions et de pensées. D'autre part, la perception du temps écoulé pendant notre sommeil est difficile. Nous avons vu au premier chapitre que la première raison est fausse. Notre cerveau continue à fonctionner pendant notre sommeil et l'endormissement est très progressif. Cette non-perception de l'endormissement est très souvent constatée :

— Tu dors ? demande son petit-fils à Geneviève.

— Non, répond Geneviève, surprise, je repose mes yeux.

Au cours des enregistrements de sommeil, il faut attendre plus de 12 minutes de sommeil de stade 2 pour que tous les sujets normaux réveillés par un bruit reconnaissent qu'ils s'étaient endormis. À 6 minutes de sommeil, plus de la moitié des sujets déclareront qu'ils étaient éveillés lorsqu'ils ont entendu le bruit. Nous avons vu que certaines régions du cerveau restaient éveillées au cours de l'endormissement. Nous devons apprendre à l'insomniaque à ne pas surveiller la profondeur de son sommeil, à considérer qu'il dort même s'il entend des bruits, même s'il a des pensées dans la tête. S'il dort vraiment, ces pensées et ces sensations ne durent pas, elles passent et sont remplacées par d'autres. Si en revanche il y prête attention, alors il va se réveiller. Les pensées, les sensations flottent à la surface de votre sommeil comme sur un fleuve : laissez-les passer, ne les retenez pas.

Geneviève n'a pas cru les résultats de l'enregistrement, mais elle a été rassurée de savoir que ce n'était pas grave et que les somnifères ne pouvaient pas lui être utiles.

Décalé ou insomniaque ?

Julia, 17 ans, consulte car elle ne parvient plus à aller au lycée. Elle n'arrive pas à dormir avant 4 heures du matin. Il lui est totalement impossible de se lever à 6 h 30 pour être à 8 heures au lycée après 45 minutes de transport en commun. Aussi, depuis une semaine, elle reste à la maison et dort jusqu'à 11 heures. Ses parents lui disent de se coucher plus tôt, mais elle n'arrive pas à dormir et se sent très énervée. Sa mère lui a donné un comprimé de Lexomil qui lui a permis de s'endormir à 21 heures, mais elle s'est réveillée à minuit et n'a pas pu se rendormir avant 5 heures. Finalement, elle fait plutôt confiance à sa bonne copine pour trouver une solution. Elles en discutent le soir par SMS pour ne pas faire de bruit. Son amie lui a dit qu'un copain de sa classe fumait un pétard le soir et que cela l'aidait à dormir. Pour Julia, c'est impossible, car ses parents se rendraient compte de l'odeur dans la chambre. Heureusement, car le cannabis n'est pas un somnifère !

Cette insomnie est apparue au cours de vacances où, pour une fois, elle est partie sans ses parents sur la côte avec une bande d'amis dans la villa d'amis de ses parents. Elle était « enfin libre » ! Ils se sont bien amusés. Ils se couchaient très tard et ils ont pu plusieurs fois admirer le lever du soleil sur la mer. C'était fantastique. Ils récupéraient la journée… Mais, 3 jours après son retour, il a fallu reprendre les cours et c'est devenu l'enfer. En plus, les cours cette année sont beaucoup moins intéressants que l'année dernière. Julia a eu de mauvaises notes, ce qui est très inhabituel. Du fait de ses mauvaises notes et de ses problèmes de sommeil, ses parents ont repris la télévision qui était installée dans sa chambre. Heureusement, il lui reste la tablette et sa connexion internet pour faire ses devoirs et consulter sa page Facebook…

Avant les vacances, Julia dormait sans problème. Elle faisait ses devoirs en soirée, après le dîner. En arrivant à la maison en fin d'après-midi, elle préférait se détendre en regardant des séries à la télévision. Elle se levait plus tard, car son père la déposait au lycée en allant à son travail. Il a changé de poste et de lieu de travail. Désormais, Julia doit prendre deux bus pour arriver au lycée.

Mon diagnostic

Julia présente une majoration du décalage de phase de l'adolescent après une période « d'inversion » de phase pendant les vacances. Les somnifères ne sont pas très utiles, car elle dort très bien de 3 heures du matin à 10 heures. Les médicaments ne permettront pas de recaler Julia sur un rythme compatible avec son rythme scolaire.

Mon conseil

Pour recaler Julia, il faut d'abord lui expliquer que son sommeil n'est pas perdu, mais décalé. En dehors des jours où elle a cours, il faut trouver une activité le matin qui plaise à Julia. En effet, si dès qu'elle est en week-end ou en vacances elle se lève à midi, il va lui être difficile de se recaler. Il est préférable que cette activité ait lieu à l'extérieur, car la lumière du matin bloque la sécrétion de mélatonine. Julia peut également faire de la photothérapie, c'est-à-dire s'éclairer le visage le matin avec une lampe adaptée. Il faut aussi qu'elle accepte d'arrêter les écrans (tablette, Smartphone) à partir de 22 heures, car leur lumière retarde la sécrétion de mélatonine et retarde le sommeil. Julia pourra également prendre de la mélatonine le soir pour faciliter son sommeil. Si sa motivation à retrouver son rythme veille-sommeil est forte, ses modifications comportementales pourront être maintenues pendant quelques mois. Il est cependant difficile, à 17 ans, d'avoir des horaires réguliers toute l'année. Pendant une partie des vacances, Julia se décalera… mais si elle sait comment gérer ce décalage, cela ne lui posera plus de problèmes.

Le retour au sommeil biphasique

Théodore, 85 ans, consulte car il se réveille à minuit et ne parvient plus à se rendormir. Il « sommeille » un peu sur le matin. Il n'a jamais été un grand dormeur, mais là c'est devenu vraiment pénible. Dans la journée, il a une activité réduite. Il va acheter son journal le matin et le lit une partie de la matinée. Après le repas de midi, il fait une courte sieste, puis va faire un tour l'après-midi. Le soir, il dîne vers 18 h 30 et se met au lit devant la télévision à 19 h 45. Généralement, il s'endort devant les programmes. À un moment, il se réveille, il éteint la télévision et se rendort assez facilement mais, entre minuit et 1 heure du matin, il se réveille tout à fait et ne parvient plus à se rendormir. Il ne rallume pas la télévision, car il a constaté qu'elle « l'énervait », mais le sommeil ne revient pas. Son médecin lui a prescrit un somnifère. Il s'est réveillé plus tard, vers 3 heures, et il est tombé en allant aux toilettes. Il ne veut plus en prendre.

Mon diagnostic

Théodore a retrouvé le sommeil nocturne biphasique de nos ancêtres. Il s'endort tôt, dort environ 5 heures et ne peut se rendormir que 3 heures plus tard.

Mon conseil

Pour améliorer son rythme veille-sommeil, il peut soit essayer de décaler son heure d'endormissement, soit organiser sa période d'éveil nocturne. Pour décaler l'heure d'endormissement, il faut faire sortir la télévision de la chambre et ne pas dormir devant, dans le salon. Cette solution ne plaît pas vraiment à Théodore. Je lui propose alors de se lever vers 1 heure du matin et d'aller passer 1 heure dans le salon pour faire quelque chose : écouter de la musique, lire, trier des photos, faire des mots fléchés...

Ces éveils nocturnes prolongés sont fréquents chez les seniors. Dans les maisons de retraite, le personnel de nuit est souvent confronté à ces sujets qui déambulent à partir de 1 heure du matin. La prise de somnifère le soir n'est pas une réponse adaptée. Les somnifères majorent le risque de chute et de confusion lors de ces réveils nocturnes. Ces éveils sont particulièrement difficiles à gérer quand ils surviennent chez un patient souffrant de la maladie d'Alzheimer. Pour diminuer la confusion, il serait préférable que le patient ne reste pas dans la pénombre. Il faudrait bien éclairer sa chambre pour qu'il soit un peu « actif » pendant cette veille, mais cela ne facilitera pas le rendormissement. Cette période d'éveil nocturne est particulièrement compliquée à gérer dans une structure collective.

L'enfant qui ne voulait pas dormir

Hugo, 3 ans, est amené à la consultation par sa maman. Il n'arrive pas à s'endormir et se réveille souvent la nuit. Sa mère est épuisée. Hugo a fait ses nuits assez rapidement, vers 3-4 mois, et son sommeil ne posait pas de problème jusqu'à l'arrivée de sa petite sœur, il y a un an. Le temps que ses parents couchent sa sœur, il a le droit de regarder un dessin animé à la télévision. Quand vient son tour d'aller au lit, il manifeste par des pleurs bruyants qu'il ne veut pas y aller. Souvent, il a « droit » à un deuxième dessin animé. Parfois, il s'endort sur le tapis du salon devant ce deuxième dessin animé et sa mère le porte au lit. Parfois, il accepte d'aller au lit si sa mère lui raconte une histoire dans sa chambre. Sa sœur dort encore dans la chambre des parents. Il finit par s'endormir entre 21 h 30 et minuit ! Souvent, quand il se réveille, il appelle sa mère et il hurle si elle ne vient pas. Pour le rendormir, sa mère lui propose un biberon alors qu'il n'en prenait pratiquement plus. Son père travaille beaucoup. Il ne comprend pas les troubles du sommeil d'Hugo. Il ne s'en occupe pas car, quand il essaye d'intervenir, cela se termine en dispute avec sa femme. Il est difficile de parler calmement du sommeil d'Hugo quand il hurle !

Mon diagnostic

Ce type d'insomnie est en rapport avec l'absence de limites claires définies par les parents. Cette insomnie traduit aussi l'anxiété d'Hugo liée à l'arrivée d'une petite sœur. En plus, elle dort dans la chambre de ses parents. Vont-ils l'abandonner ? Comme Hugo dormait bien, ses parents ne voulaient pas qu'il soit réveillé par sa sœur. Maintenant, son sommeil s'est dégradé et ils n'osent pas mettre sa sœur dans la chambre avec Hugo car c'est elle qui dort bien.

Mon conseil

Il va falloir mettre les deux enfants dans la même chambre et définir des limites claires avec Hugo. Il faudra lui expliquer qu'il est en partie responsable du sommeil de sa sœur. Il faudra le rassurer sur le fait que sa maman l'aime toujours autant. Il faudra définir une heure de coucher très régulière pour Hugo en supprimant la télévision le soir, et lui expliquer que cette suppression et ces nouvelles règles ne sont pas des punitions. La télévision empêche Hugo de dormir. Il faudra la regarder à un autre moment. Ces nouvelles habitudes vont permettre à Hugo de retrouver son sommeil, et sa maman son sourire. Le planning, une fois accepté, doit être mis en place et respecté à la lettre. La détermination parentale doit être totale et sans failles, en particulier la première semaine. Pour gérer le coucher, les parents pourront rassurer Hugo avec des paroles prononcées à la porte de la chambre et regarder leur montre pour venir lui reparler 5 minutes plus tard si ses pleurs persistent (5 minutes peuvent paraître très longues à la maman d'Hugo !).

Ces insomnies conditionnées sont fréquentes et liées, d'une part, aux progrès technologiques (ici, la télévision) et, d'autre part, aux réponses inappropriées des parents aux troubles du sommeil de l'enfant (ici, une heure de mise au lit très variable). Dès le plus jeune âge, le sommeil est un comportement, la thérapie doit donc être comportementale.

L'alcool est un mauvais somnifère

Martine, 41 ans, secrétaire de direction dans une grande entreprise, consulte car elle n'arrive plus à trouver le sommeil. Elle va se coucher vers 23 heures et ne peut pas s'empêcher de « faire le planning » du lendemain. Elle ne doit rien oublier. Elle refait également la journée en essayant d'analyser tout ce qu'on lui a dit au bureau. Son chef lui a fait une remarque sur son travail. Cela veut-il dire qu'il n'apprécie plus son travail ? Au bout d'un moment, dans le lit, elle a l'impression d'étouffer, une espèce de boule dans le ventre. Elle se lève et prend un verre de whisky. Cela la détend et elle peut s'endormir. Parfois, elle se réveille dans la nuit en panique, son cœur bat très vite, elle est en sueur. Elle se lève et vérifie ses courriels, car elle a peur d'avoir oublié quelque chose. Son compagnon la rassure, mais, comme dit Martine, « lui c'est différent, il se moque de tout ». Parfois, elle est réveillée par des quintes de toux et des remontées acides. Elle prend alors un verre de lait chaud, et parfois cela la calme. En vacances, quand elle se repose dans son village natal, ses nuits s'améliorent progressivement. Elle se sent beaucoup moins stressée.

Mon diagnostic

Martine présente effectivement une insomnie anxieuse. Cette insomnie est une réponse normale au fait de se sentir en insécurité. Martine a naturellement découvert les propriétés anxiolytiques de l'alcool, mais elle a tendance à remplir de plus en plus son verre et cela l'inquiète. C'est, en fait, le vrai motif de sa consultation. Son compagnon lui a d'ailleurs fait remarquer l'augmentation de sa consommation, plus pour le prix du whisky que pour sa santé ! L'alcool est un très mauvais somnifère, car il va fragmenter le sommeil, diminuer le sommeil lent profond et majorer les apnées du sommeil. Il a également un effet négatif sur l'estomac et favorise les ulcères ainsi que les reflux acides qui réveillent Martine certaines nuits.

Mon conseil

Dans un premier temps, je conseille à Martine de remplacer l'alcool par des anxiolytiques (type Temesta, Lexomyl), qui sont moins toxiques pour son sommeil et son estomac. Naturellement, il ne faudra surtout pas que Martine associe alcool et médicaments. Donc, les soirs où elle est de sortie, elle ne prendra pas d'anxiolytique. Comme elle me le dit : « Quand je fais la fête, je n'ai pas de problème pour m'endormir. » Cette prescription d'anxiolytiques doit être limitée dans le temps, et cesser quand Martine saura gérer son anxiété. Une psychothérapie sera utile. Une activité physique pour se défouler aussi.

Ces insomnies anxieuses sont nombreuses dans notre monde, où le stress psychologique est devenu beaucoup plus fréquent que le stress physique. Notre corps est organisé pour gérer le stress physique, pas le stress mental. Quand on fait un travail physiquement éprouvant, maçon par exemple, une partie du stress est évacuée par l'activité physique intense déployée, une autre par la solidarité avec les compagnons de travail. Dans certaines activités de bureau, en revanche, il peut exister un niveau de stress psychologique important que vous ne pouvez pas évacuer physiquement. Par exemple, si vous travaillez sur un ordinateur et que vous connaissez mal le nouveau logiciel qu'on vous a installé, cela peut vous angoisser. Vous ne pouvez pas vous défouler en tapant sur l'ordinateur. Soit vous développez des maladies dites psychosomatiques (insomnie, ulcère d'estomac), soit vous êtes plus agressif avec vos collègues de bureau, entraînant une dégradation de l'ambiance de travail, soit vous vous défoulez dans une activité sportive. Ce type de réaction s'observe aussi chez le rat. Elle a été démontrée par une expérience sur ces animaux. Tous les jours, vous prenez un rat dans sa cage, vous lui pincez fortement la queue (stress important pour le rat) et vous le remettez dans la cage. Le rat va développer un ulcère d'estomac, dit ulcère de stress. Si le rat n'est pas seul dans sa cage quand vous l'y remettez, il va se battre avec les autres rats… et il ne développera pas d'ulcère de stress ! Cette agressivité quand on est stressé est particulièrement visible chez les conducteurs automobiles. Elle est beaucoup plus rare quand on roule à vélo ! Pour ne pas développer de maladies psychosomatiques, ni se battre avec ses collègues de travail, il est indispensable de pratiquer une activité physique.

Quand la douleur désorganise le sommeil

Sonia, 52 ans, aide-soignante, consulte pour un sommeil non réparateur. À la suite d'une « forte grippe », il y a un an, elle a développé des douleurs chroniques qui ont donné lieu à de nombreux examens. Le diagnostic retenu est celui de fibromyalgie. Sonia se réveille souvent plus fatiguée le matin que le soir au coucher. Elle se sent très courbatue, avec de nombreuses douleurs. Elle prend des antalgiques (Efferalgan codéiné), parfois même de la morphine. Elle est à nouveau en arrêt de travail. Elle pensait que le repos améliorerait les choses, mais son sommeil s'est encore dégradé. Elle se réveille plusieurs fois dans la nuit. Elle a pris récemment des somnifères, mais elle n'a pas l'impression d'être mieux le matin, alors elle reste une grande partie de la matinée sur le canapé à regarder la télévision. Sonia fait l'expérience de ces jours qui s'étirent dans un hypo-éveil cotonneux et de ces nuits qui se désagrègent et se fragmentent dans l'angoisse.

Mon conseil

J'explique à Sonia que la désorganisation de son rythme veille-sommeil constitue un véritable cercle vicieux. En effet, le fait de mal dormir augmente les sensations douloureuses, et les sensations douloureuses empêchent de dormir. Pour essayer d'améliorer son sommeil, Sonia doit sortir de chez elle le matin assez tôt, avant 9 heures, de façon à être stimulée par la lumière du soleil. Il est préférable qu'elle fasse ses séances de kinésithérapie le matin. Après le repas de midi, elle fera une courte sieste et sortira à nouveau. Je lui propose aussi de revoir les horaires de prise de ses antidouleurs. Un grand nombre de médicaments contre la douleur ont également des effets sédatifs, lesquels vont être plus puissants si elle les prend la journée alors qu'elle est en dette de sommeil, et donc contribuer à sa somnolence. Il vaut mieux les prendre le soir. La nuit, les douleurs peuvent avoir un aspect plus angoissant. Pour calmer son anxiété, il faudra probablement utiliser des anxiolytiques pour que l'angoisse n'augmente pas la douleur. Par ailleurs, Sonia est ménopausée depuis deux ans. Les bouffées de chaleur qui la réveillaient avaient disparu, mais, quand elle se réveille la nuit, elle se demande parfois si elles ne sont pas revenues. Un traitement hormonal substitutif n'est pas indiqué, sa mère ayant eu un cancer du sein. J'ai prescrit, avec une certaine efficacité, un traitement par mélatonine retard (Circadin). En effet, la mélatonine n'est pas un somnifère, mais un donneur de rythme, or le rythme de la mélatonine qui est normalement sécrétée la nuit peut être perturbé au cours de la ménopause. Il est préférable alors d'utiliser une forme retard de mélatonine, qui offre une durée d'action plus longue que les formes à libération immédiate. L'utilisation de la mélatonine à courte durée d'action, de 1 à 2 heures, présente dans un certain nombre de produits de parapharmacie, aurait été moins efficace, car l'insomnie de Sonia est plus une insomnie de maintien du sommeil qu'une insomnie d'endormissement.

La prise en charge des insomnies associées à des douleurs chroniques est probablement la plus complexe. Le sujet doit à la fois maîtriser ses douleurs pour qu'elles provoquent moins de souffrance et maîtriser le cours de ses pensées pour pouvoir lâcher prise. Ne penser ni à ses douleurs ni à son sommeil pour pouvoir dormir sans avoir mal est un projet difficile à réaliser, mais c'est le but qu'il faut poursuivre. En effet, nous savons aujourd'hui que les régions du cerveau qui s'activent lorsque nous souffrons peuvent être activées quand nous redoutons d'avoir mal. La nécessité d'une prescription d'antidépresseurs et d'anxiolytiques sera discutée avec les médecins du centre antidouleur qui suivent Sonia.

Quand le sommeil ne se recale plus

Joëlle, 38 ans, infirmière de nuit depuis treize ans, consulte car elle n'arrive plus à récupérer. Quand elle fait la nuit à l'hôpital, elle est fatiguée le matin. Elle a failli s'endormir au volant en rentrant. Cependant, une fois rentrée chez elle le matin, elle n'arrive pas à dormir et fait une sieste de 90 minutes en début d'après-midi. Quand elle est de repos, elle ne parvient pas à s'endormir avant 2 heures du matin et se réveille à 6 heures. Elle somnole jusqu'à 10 heures, puis fait une heure de sieste après le repas. En vacances, elle finit par récupérer un sommeil acceptable de minuit à 8 heures. Cette année, après son mois de congé d'été, elle a rapidement perdu le bénéfice de ses vacances. En octobre, elle se sent déjà épuisée et ne voit pas comment elle tiendra jusqu'aux prochaines vacances. Elle est très irritable et démarre au quart de tour. Cela ne simplifie pas ses rapports avec ses collègues de travail.

Je lui demande de me parler de son sommeil d'avant les problèmes actuels. Elle me raconte qu'elle a eu sa fille à l'âge de 20 ans, qu'elle était plutôt du soir et qu'elle est passée de nuit à l'âge de 25 ans. Quand elle était de nuit, elle ne se couchait pas en rentrant puisqu'elle amenait sa fille à l'école. Elle enchaînait des activités à la maison pendant toute la matinée et se couchait vers 12 h 30 après avoir pris un repas léger. Elle dormait jusqu'à 17 heures. Quand sa fille est allée au lycée, elle a pris l'habitude de se coucher le matin en plus de sa sieste de l'après-midi, mais celle-ci était alors moins longue. Quand elle ne travaillait pas la nuit, elle dormait de minuit à 8 heures sans trop de difficultés.

Elle m'apprend que sa fille, à l'adolescence, lui a causé quelques problèmes, avec des sorties tardives qui la maintenaient sur le qui-vive jusque tard dans la nuit. Maintenant, tout va bien, sa fille a eu le bac et, cette année, elle est entrée en fac. Elle lui a pris un studio.

Mon diagnostic

J'explique à Joëlle qu'elle présente un « syndrome de désadaptation », c'est-à-dire qu'elle n'arrive plus à s'adapter à son travail de nuit. Ce type de travail est plus fatigant et altère obligatoirement le rythme veille-sommeil. Il crée une dette de sommeil qui ne peut pas se corriger en dormant la journée, mais se corrige dans les périodes de repos (nuits non travaillées). Au bout d'un certain temps, le sujet n'arrive plus à supporter les changements réguliers de rythme nuit-jour. En période de repos, le sommeil se dégrade, ne permettant plus la récupération. Ce syndrome a probablement été favorisé par le départ de sa fille du domicile familial, moment qui est toujours délicat, parfois source d'angoisse. La première chose à faire est de savoir si Joëlle peut passer infirmière de jour. La situation est souvent complexe, car le travail de nuit n'est pas le même que le travail de jour, et le salaire non plus. Dans l'attente de sa décision et de la libération d'un poste de jour, Joëlle va devoir faire un peu plus attention à son rythme veille-sommeil. Au retour de ses nuits de travail, elle ne fera qu'un sommeil flash, 10 minutes de lâcher-prise. Il vaut mieux qu'elle retrouve son rythme initial de sommeil d'après-midi. Pour les jours de repos, Joëlle pourra prendre un somnifère vers 0 h 30 si l'endormissement tarde à venir. Pour suivre l'évolution, il faudra qu'elle remplisse un agenda de sommeil où elle notera également sa consommation de somnifères. À terme cependant, il faudra qu'elle travaille de jour…

Il n'existe pas d'éléments prédictifs du syndrome de désadaptation, mais certains sujets ont beaucoup plus de mal à s'adapter aux horaires décalés. Un sujet court dormeur du soir supportera plus facilement le travail de nuit qu'un long dormeur du matin. Compte tenu de ces difficultés d'adaptation, il serait souhaitable de diminuer le travail à horaires décalés. Malheureusement, la société poursuit le développement de ce type de postes, comme le montre l'ouverture tardive des magasins... Gagner plus en souffrant plus n'est pas forcément la bonne solution si nous voulons réduire les dépenses de santé !

On voit qu'il y a autant d'insomnies que d'insomniaques, et que le rôle du médecin n'est pas de trouver le remède à l'insomnie mais d'aider l'insomniaque à trouver sa solution, s'il en veut une... Il est vrai que, parfois, face à certains insomniaques qui demandent à retrouver le sommeil de leur enfance, je pense à Coluche : « Dites-moi ce que vous voulez, je vous dirai comment vous en passer !»

Et, me direz-vous, l'hypnose, l'acupuncture, l'homéopathie, les plantes, les huiles essentielles, l'auriculothérapie, pour ne citer que ces traitements-là ? Ils peuvent marcher, mais sont souvent chers et dépendent de façon majeure du thérapeute et de la confiance qu'on lui porte. Ces thérapeutes sont rarement spécialisés dans les troubles du sommeil, et l'évaluation de leur efficacité reste à faire... Certains insomniaques sont revenus me voir, quelques années après la première consultation, après avoir essayé de nombreuses médecines douces. Ils m'ont dit qu'ils avaient dépensé beaucoup d'argent et qu'ils revenaient me voir car ma consultation était remboursée par l'Assurance maladie ! On ne guérit pas toujours de l'insomnie, il faut alors vivre avec elle !

Quand le sommeil coupe le souffle

La fréquence du syndrome d'apnée du sommeil et la mise au point d'un traitement grâce à une machine dédiée sont en grande partie responsables du développement des enregistrements de sommeil et des centres de sommeil à partir de la fin des années 1980.

La première description des apnées du sommeil a été réalisée à l'hôpital de la Timone à Marseille, en 1965, par le professeur Henri Gastaut, et son équipe, chez des patients que l'on disait porteurs d'un syndrome de Pickwick[1]. Ce nom vient du roman de Charles Dickens *les Aventures de M. Pickwick*. Le héros, M. Pickwick, a un cocher, Joe, obèse doté d'un visage très rouge et qui s'endort sans arrêt. Les pneumologues anglais ont ainsi parlé de « syndrome de Pickiwck » pour les patients obèses souffrant d'insuffisance respiratoire et de somnolence diurne. L'enregistrement en 1965 de tels patients a mis en évidence le fait qu'ils s'arrêtaient de respirer quand ils s'endormaient, ce qui les réveillait. Ils reprenaient leur respiration, et s'arrêtaient de respirer dès qu'ils se rendormaient. Leur sommeil était très fragmenté par de nombreux micro-éveils dont ils ne se rendaient pas forcément compte, mais qui les rendaient très somnolents dans la journée. Par la suite, le professeur Christian Gullieminault, à Stanford, en Californie, a montré que des patients pouvaient avoir des apnées sans être obèses et insuffisants respiratoires, et le terme de syndrome de Pickwick a été abandonné

1. H. Gastaut, C.A. Tassinari et B. Duron, "Polygraphic study of diurnal and nocturnal (hypnic and respiratory) episodal manifestations of Pickwick syndrome", *Rev. Neurol.* (1965) 112(6):568-79.

pour « syndrome d'apnée obstructive du sommeil ». La multiplication des enregistrements nocturnes de la respiration nous a permis de voir bien d'autres problèmes respiratoires, comme les apnées centrales, les hypoventilations, mais les apnées obstructives restent les plus fréquentes.

Quand les apnées empêchent de conduire

Richard, 50 ans, consulte à la demande de sa femme, car il s'endort très souvent, en particulier en soirée chez des amis. Il a accepté de consulter car il s'est même endormi alors qu'il regardait un match de foot avec ses copains ! Il peut dormir n'importe quand. Il ronfle toutes les nuits. Ces ronflements sont souvent interrompus par des silences qui inquiètent sa femme. Elle voit bien « qu'il fait de l'apnée ». Elle le secoue pour le réveiller. Il se lève quatre fois par nuit pour aller aux toilettes, mais il se rendort aussitôt. Le matin, il a souvent mal à la tête, mais cela passe après le café et la première cigarette. Richard se sent fatigué depuis un à deux ans. Il a pris 10 kilos (90 kilos pour 1,75 m). La conduite lui est devenue pénible. Il a failli avoir un accident en rentrant chez lui, il s'était « un peu » assoupi au volant. Il a également des trous de mémoire. Sa femme dit qu'elle doit lui répéter souvent ce qu'il doit faire. Il dit qu'il ne l'écoute pas toujours car elle parle beaucoup ! Il présente une hypertension artérielle, et son médecin a encore dû changer son traitement car il n'arrive pas à la faire baisser.

À l'examen, Richard a un cou court, et, quand il ouvre la bouche, j'ai du mal à voir le fond de sa gorge.

Pour permettre le diagnostic, un enregistrement

est nécessaire. Il faut savoir comment Richard respire quand il dort et compter les apnées. Tout le monde fait des apnées pendant le sommeil, mais elles sont peu nombreuses, moins de dix par heure de sommeil. L'enregistrement de Richard peut se faire de diverses façons. Nous pouvons enregistrer seulement la respiration la nuit, à la maison ou à l'hôpital ; c'est une polygraphie ventilatoire. Nous pouvons également enregistrer la respiration et le sommeil ; il s'agit alors d'une polysomnographie. Pour Richard, comme il dort facilement et tout le temps, une polygraphie ventilatoire est organisée. Le résultat est clair : Richard fait quarante apnées obstructives à l'heure (plus de trois cents apnées sur l'enregistrement !). Il souffre d'un syndrome d'apnée obstructive du sommeil sévère. Les apnées sont obstructives lorsque les voies aériennes supérieures se ferment quand le sujet inspire, et l'air ne peut alors plus passer. Richard bouge son ventre et son thorax pour essayer de respirer, mais c'est bouché plus haut : les muscles du fond de la gorge ne se contractent pas assez pour maintenir la gorge ouverte pour laisser passer l'air vers les poumons. Il faut le traiter avec une machine à pression positive. En soufflant de l'air, elle va maintenir une pression au fond de la gorge pour qu'elle reste ouverte.

Mon diagnostic

Quand je revois Richard pour lui donner les résultats de son enregistrement, je lui annonce une bonne nouvelle et deux mauvaises. La bonne : grâce à l'enregistrement, nous savons pourquoi il est fatigué, a des trous de mémoire, se lève souvent la nuit pour uriner et a mal à la tête le matin. Toutes ces manifestations sont liées à son nombre considérable d'apnées. Le traitement fera disparaître les apnées et leurs conséquences. Les mauvaises : d'une part, tant qu'il n'est pas correctement traité, il ne doit plus conduire, car la somnolence diurne excessive est incompatible avec la conduite automobile[1] (20 % des accidents mortels sur autoroute sont liés à un endormissement au volant) ; d'autre part, le traitement repose sur l'utilisation quotidienne d'une machine pour l'aider à ne plus faire d'apnées quand il dort. Du fait de la gravité de son syndrome d'apnée, les autres traitements ne pourront être envisagés que plus tard. Cette machine sera installée chez lui par une société de prestation de service en santé. La machine, une turbine, souffle l'air dans un tuyau relié à un masque qu'il devra porter. Par la pression exercée au fond des fosses nasales et de la gorge, les voies aériennes ne se fermeront plus lors de l'inspiration. À l'expiration, la pression reste la même. Il faudra que Richard s'habitue à souffler « contre » le vent. Cette habituation peut être très rapide, mais peut aussi parfois prendre plusieurs semaines. Il faut trouver le bon niveau de pression, le bon masque, et il faut s'habituer à dormir avec le masque. Tous ces ajustements seront réalisés par le prestataire, en collaboration avec moi. Malgré toutes ses contraintes, le traitement est bien supporté par un grand nombre de patients. Le syndrome d'apnée obstructive du sommeil touche plus de 4 % de la population masculine. Les femmes sont partiellement protégées jusqu'à la ménopause. Du fait des différences hormonales, la répartition des cellules graisseuses n'est pas la même chez l'homme et chez la femme. Chez l'homme, le fait qu'elles se situent sur la

1. Arrêté du 21 décembre 2005.

partie haute du corps (cou, thorax et ventre) favorise les apnées. Ce traitement va diminuer la somnolence et la fatigue de Richard. Il pourra peut-être faire plus facilement un régime et perdre du poids. Quand la somnolence aura disparu, il pourra de nouveau conduire, après avis de la commission du permis de conduire de la préfecture.

S'il était chauffeur professionnel, les conditions de la reprise du travail seraient plus strictes. Il faudrait prouver la disparition de la somnolence en réalisant un enregistrement à l'hôpital : le test de maintien de l'éveil. Le patient est enregistré toutes les 2 heures pendant 40 minutes alors qu'il est assis dans un fauteuil sans rien faire. On mesure sa latence d'endormissement pour savoir s'il peut suffisamment résister au sommeil. Le médecin du travail a besoin du résultat pour statuer sur l'aptitude à la conduite professionnelle.

Ces traitements ont connu un développement considérable depuis 1981, année où le docteur Colin Sullivan a mis au point la première machine à pression positive continue à Sydney, en Australie. Les premières machines étaient bruyantes et, par leur taille, venaient remplacer la table de nuit. Actuellement, elles sont beaucoup plus silencieuses, plus silencieuses que le ronflement des patients, qu'elles font disparaître, et elles tiennent sur la table de nuit. Avant les machines, il fallait traiter les patients en faisant un trou dans la trachée, une trachéotomie, pour court-circuiter l'obstacle !

Si Richard perd du poids, son syndrome d'apnée sera moins sévère. On pourra lui proposer un traitement par orthèse d'avancée mandibulaire. Au lieu de maintenir les voies aériennes supérieures ouvertes avec une pression d'air, Richard mettra un appareil dans sa bouche le soir, appareil qui prend appui sur les dents et tire la mâchoire en avant. Cette orthèse est faite par un dentiste après un bilan dentaire soigneux.

Le traitement des apnées du sommeil a donc bien progressé, et la recherche continue.

Quand les apnées empêchent d'apprendre

José, 6 ans, est adressé en consultation par un confrère ORL qui suspecte des apnées du sommeil. Il est suivi depuis un an pour des rhino-pharyngites à répétition. L'ORL a mis en évidence de grosses amygdales, mais, avant de l'opérer, il veut savoir si José fait des apnées. En effet, la taille des amygdales diminue au cours de l'enfance. Elles sont utiles pour la constitution des défenses contre les infections. Progressivement, l'enfant s'immunise et les infections sont moins fréquentes, car plus facilement combattues par les anticorps que l'enfant a synthétisé. Les rhino-pharyngites fréquentes ne nécessitent pas toujours l'ablation des amygdales ; en revanche, si elles s'associent à des apnées, il faudra opérer. La mère de José me dit qu'il ronfle souvent et que la propreté nocturne n'est pas encore totalement acquise. Il transpire souvent la nuit. Surtout, José est souvent grognon, il n'écoute pas ce qu'on lui dit. À l'école, la maîtresse dit que José n'est pas très attentif. Il fait aussi de grosses colères, parfois sans raison. José ne progresse pas au même rythme que les autres enfants. Il pèse 25 kilos et il n'aime pas trop manger. Pour sa mère, les repas de José sont toujours des bagarres.

Mon diagnostic

Je programme un enregistrement polysomnographique pour compter les apnées et mesurer le sommeil de José. Je m'assure que la mère de José ne ronfle pas, car elle passera la nuit à l'hôpital avec José. Si j'enregistre un ronflement, je ne veux pas que ce soit celui de sa mère…

Chez l'enfant, le nombre d'apnées obstructives est beaucoup plus faible que chez l'adulte. Souvent, l'enfant a des difficultés pour respirer, il doit faire plus d'efforts. Il ne fait pas d'apnées, mais des hypopnées : le volume inspiré est plus faible que normalement. Ces efforts respiratoires perturbent le sommeil, qui devient très agité et fragmenté. L'enregistrement vidéographique nocturne de l'enfant apporte souvent des informations précieuses. Sur la base de l'enregistrement du sommeil de José, le diagnostic de syndrome d'apnée du sommeil est confirmé avec un nombre d'apnées-hypopnées de seize par heure de sommeil. Du fait des apnées, José est en dette de sommeil. Contrairement à l'adulte qui, en dette de sommeil, somnole, l'enfant peut témoigner de sa dette de sommeil en étant capricieux, agité et inattentif. Les parents le savent bien. Quand ils assistent aux sautes d'humeur de leur enfant qui n'écoute pas, ils disent : « Il a sommeil, il faut qu'il dorme. »

Au terme de l'enregistrement, l'indication opératoire d'ablation des amygdales est posée.

J'ai revu José 3 mois après l'intervention. Son comportement était transformé. Il mangeait volontiers, il était attentif à l'école. La maîtresse l'avait félicité. Les nuits étaient redevenues silencieuses, et les pipis au lit avaient totalement disparu. Il n'était donc pas nécessaire d'enregistrer à nouveau José.

Les mouvements qui parasitent notre sommeil

Quand nous dormons, nous sommes la plupart du temps immobiles, mais parfois le partenaire de lit est réveillé par des coups de pied ou des sursauts. Certaines activités motrices, comme les crampes, peuvent également réveiller le dormeur ou l'empêcher de s'endormir. Cet ensemble de manifestations motrices simples constitue une catégorie dans la classification des troubles du sommeil. Certaines sont très fréquentes dans la population générale, comme les myoclonies d'endormissement ou les crampes. Elles sont le plus souvent sans gravité, car elles ne surviennent que de temps en temps. Certaines, cependant, désorganisent le sommeil et doivent être prises en charge.

Marcher ou dormir

Bénédicte, 46 ans, commerçante, consulte pour des problèmes d'endormissement. Quand elle se couche, vers 22 h 30, elle s'énerve et doit se relever. Elle ressent dans les jambes des sensations désagréables qui diminuent quand elle marche. Du fait de sa profession, elle reste debout une grande partie de la journée et, le soir, elle a besoin de s'allonger, mais si elle ne se masse pas les jambes, elle ne peut pas rester au repos. Souvent, une impression de picotements au niveau des jambes apparaît. Cette sensation diminue lorsqu'elle marche ou arrose ses jambes d'eau froide. Elle a toujours envie de bouger. Certains soirs, elle est obligée de regarder la télévision debout, appuyée sur le dossier d'une chaise, pour ne pas avoir ces sensations désagréables. Elle finit par s'endormir vers minuit, mais il n'est pas rare qu'elle doive se relever vers 1 heure du matin pour marcher un peu. Sur le matin, elle dort bien, mais la journée elle a des coups de barre. Heureusement, elle peut faire la sieste, et ses jambes la laissent habituellement tranquille pendant sa pause.

Mon diagnostic

Bénédicte souffre du syndrome des jambes sans repos. Cette maladie, connue depuis longtemps et baptisée « anxietas tibiarum » en 1861, a ensuite pris le nom des médecins qui l'ont décrite : maladie de Willis-Ekbom. Ce nom est également celui de l'association des patients porteurs de cette maladie, association qui s'est battue pour que les traitements de cette maladie soient pris en charge par l'Assurance maladie.

Bénédicte me dit que sa mère se plaignait beaucoup des jambes et qu'on lui avait dit que c'était à cause de ses varices. L'examen des jambes de Bénédicte ne décèle rien. Elles ne sont pas enflées malgré sa profession. Il est parfois difficile de faire la différence entre une sensation de jambes lourdes, le soir, liée à la station debout prolongée et un syndrome des jambes sans repos.

Je demande à Bénédicte de faire une prise de sang pour savoir si elle n'a pas de diabète, d'insuffisance rénale ou un manque de fer. Je ne prévois pas d'enregistrement de son sommeil dans l'immédiat. Si l'enregistrement était réalisé, il montrerait que Bénédicte bouge beaucoup les jambes, en particulier durant la première moitié de la nuit. Ces mouvements entraînent des micro-réveils de 3 à 15 secondes, dont Bénédicte n'a pas conscience mais qui la laissent fatiguée au réveil.

Mon traitement

Le traitement repose sur une recharge en fer car, sur les analyses de Bénédicte, son taux de ferritine est un peu bas. Par la suite, si les symptômes persistent, il faudra utiliser des médicaments. Certains, appelés « agonistes dopaminergiques », sont aussi utilisés dans la maladie de Parkinson, mais Bénédicte ne souffre pas de cette affection. On pourra également utiliser des médicaments contre la douleur, comme l'Efferalgan codéiné, si les sensations sont plus douloureuses que désagréables. Ce syndrome est en général sans cause précise, hormis un terrain génétique. On le retrouve souvent, comme chez Bénédicte, chez les parents des patients qui s'en plaignent. Il peut aussi être favorisé par certains médicaments, comme les antidépresseurs. Il peut également apparaître lors de la grossesse, au cours du troisième trimestre, pour disparaître dans le mois qui suit l'accouchement. Si cette maladie est plus fréquente chez l'adulte, les enfants ne sont pas épargnés. Chez eux, les manifestations sont plus difficiles à reconnaître. L'enfant a souvent envie de bouger, de donner des coups de pied. Cette envie peut survenir en classe, et la station assise prolongée sera insupportable. Les enseignants auront l'impression que l'enfant est hyperactif mais, s'ils acceptent qu'il suive une partie du cours debout, ils verront qu'il ne l'est pas. Le diagnostic n'est pas simple. Si le médecin sait qu'un des deux parents souffre du syndrome des jambes sans repos, le diagnostic est plus facile.

Se bercer un peu, se bercer toujours

Ali, 16 ans, consulte pour une fatigue diurne et des difficultés d'endormissement. Pour s'endormir, Ali se berce lui-même un long moment. Bébé, il a été hospitalisé pendant 4 mois pour une tuberculose. Depuis sa sortie de l'hôpital, il s'est toujours endormi comme cela. Aujourd'hui, il est gêné quand il ne dort pas à la maison, car ses copains se moquent de lui. Ali présente donc des rythmies d'endormissement, mais, pour savoir si elles sont associées à un autre trouble du sommeil, comme un syndrome d'apnée, je lui propose un enregistrement vidéopolysomnographique. Au début de la nuit, alors qu'Ali est réveillé, il se met le drap sur la tête et commence à balancer son corps de droite à gauche sur le lit. Le drap lui permet de ne pas tomber du lit en limitant l'amplitude de ce mouvement. Le balancement dure une vingtaine de minutes, et s'arrête quand Ali s'endort. Il recommencera à la fin de chaque cycle de sommeil à la suite d'un court éveil, mais durera moins longtemps.

Plus d'un nourrisson sur deux présente des rythmies du sommeil. Les mouvements sont très souvent les mêmes chez le même nourrisson, mais peuvent varier d'un bébé à l'autre : balancement du corps, de la tête, martèlement de la tête contre le cadre du lit. Ils apparaissent entre 6 et 9 mois, et disparaissent progressivement, devenant rares après l'âge de 5 ans. On pense que ce comportement stéréotypé et répétitif permet à l'enfant de se rassurer et de trouver le sommeil, comme sucer son pouce ou fredonner des sons. Quand les mouvements sont violents, il faut protéger l'enfant pour qu'il ne se fasse pas mal en cognant sa tête contre le cadre du lit.

Mon conseil

Aucun traitement n'est nécessaire, hormis l'explication du diagnostic au sujet et à ses parents. Parfois, les rythmies, à l'âge adulte, sont très augmentées pendant les périodes de stress ; elles pourront alors être améliorées par une prise transitoire d'anxiolytiques.

Quand le sommeil envahit la journée

Une adolescence ratée

Christian, 18 ans, consulte pour une somnolence importante. Il s'en plaint depuis au moins 4 ans, mais comme il jouait beaucoup à des jeux vidéo, en particulier en début de soirée, sa somnolence a été mise sur le compte d'un décalage de phase. Ses résultats scolaires s'en sont ressenti. Alors que, jusqu'à la fin du collège, il était un élève moyen, la chute de ses résultats au lycée a conduit à le réorienter vers un cursus professionnel. Christian ne s'intéresse plus à ses études. Il a du mal à maintenir son attention. Il dort souvent en classe, et les professeurs l'envoient à l'infirmerie. Quand on lui raconte une blague, il a tendance à rester bouche bée, sans rire, et on se moque de lui. Christian a tendance à se replier sur lui, passant des heures sur des jeux vidéo. Parfois, quand il est pris par le jeu, il s'affaisse sur lui un bref instant et il perd la partie. La nuit, son endormissement est difficile, car, quand il commence à s'endormir, il voit des animaux monter sur son lit, et parfois il a l'impression qu'on le touche. Il se réveille brutalement, mais il n'y a rien dans la chambre. Pendant la nuit, il se réveille souvent et fait beaucoup de cauchemars. Lors de ces éveils, il a parfois l'impression de s'étouffer, il n'arrive pas à appeler. Il est naturellement en conflit avec ses parents, qui mettent en cause « son addiction » aux jeux vidéo dans ses problèmes de sommeil. Son médecin lui a conseillé de voir un psychologue. Le premier rendez-vous s'est très mal passé, et Christian n'a plus voulu le voir.

Je propose à Christian de faire un enregistrement pour mieux comprendre sa somnolence. Christian viendra à l'hôpital pour enregistrer son sommeil de nuit, et, le lendemain, il sera enregistré toutes les 2 heures pendant 20 minutes, pendant lesquelles on lui demandera d'essayer de s'endormir. Il sera seul dans une chambre, allongé, les volets fermés. C'est ce que nous appelons le « test itératif d'endormissement ». Durant la semaine qui précède l'enregistrement, Christian remplit un agenda de sommeil pour que je connaisse son temps de sommeil.

Mon diagnostic

L'enregistrement met en évidence un sommeil de nuit de 7 heures fragmenté par de nombreux éveils. Surtout, Christian s'est endormi directement en sommeil paradoxal et non en sommeil lent. Le lendemain, il s'est endormi à chaque séance du test itératif en moins de 8 minutes, et à deux reprises en sommeil paradoxal. Cet enregistrement confirme le diagnostic de narcolepsie.

La narcolepsie est une maladie rare qui est liée à la disparition des neurones à hypocrétine au niveau de l'hypothalamus. Elle se traduit par des accès de sommeil dans la journée et, en cas d'émotion, par des chutes du tonus musculaire appelées « cataplexies ». Ces dernières peuvent survenir chez tout le monde lors d'émotions vraiment fortes : nous avons les jambes coupées (cataplexie au niveau des jambes), nous restons bouche bée (cataplexie de la mâchoire). Chez le sujet narcoleptique, ces cataplexies surviennent pour des émotions ordinaires. Les hallucinations à l'endormissement sont également plus fréquentes chez les sujets atteints, de même que les paralysies du sommeil. Lors du sommeil paradoxal, nous sommes paralysés, mais nous ne nous en rendons pas compte, car nous dormons. Le sujet narcoleptique se réveille alors que la paralysie du sommeil paradoxal n'a pas disparu. Pour bien comprendre les manifestations de la narcolepsie, vous pouvez voir le film *Narco,* où Guillaume Canet joue le rôle d'un narcoleptique.

Cette maladie rare commence souvent à l'adolescence et son diagnostic est en général tardif, parce qu'elle reste mal connue et parce que la somnolence est fréquente à l'adolescence.

Mon conseil

Christian va pouvoir être traité avec des médicaments stimulants de l'éveil et, selon l'évolution, avec des médicaments contre les cataplexies.

Malheureusement, le retard de diagnostic a eu d'importantes conséquences négatives sur le développement de Christian en termes de scolarité et de relations sociales. Il devra bénéficier d'un soutien psychologique pour arriver à gérer sa maladie.

Vous avez dit « besoin de sommeil » ?

Ruth, 24 ans, vient me voir car elle a une narcolepsie. Pourtant, dit-elle, le traitement ne marche pas. Une conversation étrange s'engage :

— Qui a porté le diagnostic de narcolepsie ?

— Moi, me dit-elle

— Vous êtes étudiante en médecine ?

— Pas du tout, je suis en thèse de droit. Je me sentais très somnolente. Je suis allée sur Google et j'ai découvert les symptômes de la narcolepsie. Il correspondait à tout ce que je ressentais.

— Mais comment vous êtes-vous procuré le traitement ? Sa prescription initiale est, en France, réservée à certains spécialistes !

— Je l'ai commandé sur internet aux États-Unis et je l'ai reçu à domicile.

— Je ne suis pas certain du diagnostic du docteur Google, aussi, si vous n'y voyez pas d'inconvénient, j'aimerais vous poser quelques questions sur votre rythme de vie.

J'apprends ainsi que Ruth, qui dormait entre 8 et 9 heures par nuit quand elle était au lycée, a réduit son sommeil au cours de ces études de droit. Actuellement, elle dort entre 5 et 6 heures par nuit, car elle rédige sa thèse tout en travaillant chez McDo pour payer ses études.

Il s'agit donc d'une privation chronique de sommeil, première cause de somnolence diurne chez les sujets de moins de 30 ans. Cette privation est naturellement masquée par la prise de café ou de boissons « énergisantes » type Red Bull. J'ai expliqué à Ruth ses besoins de sommeil. Je lui ai demandé de remplir un agenda de sommeil. Je lui ai proposé de faire des enregistrements si, sur l'agenda, elle dormait plus de 9 heures. Je ne l'ai plus revue.

Les hypersomnies centrales sont dominées par l'insuffisance de sommeil. Le sujet ne dort pas assez par rapport à ses besoins. Cette privation chronique de sommeil va s'accompagner d'une tendance dépressive, de difficultés de mémoire et de concentration. Des signes que l'on observe également dans la narcolepsie vont apparaître, c'est pourquoi notre patiente Ruth pensait qu'elle avait une narcolepsie. Dans l'insuffisance de sommeil, l'extension du temps de sommeil fait disparaître tous les symptômes, dont la somnolence, alors que si la narcolepsie peut être partiellement améliorée par l'extension du temps de sommeil, en particulier par des siestes répétées, il faudra en plus prendre des médicaments.

Des bizarreries pendant le sommeil : les parasomnies

Le plus terrorisé des deux n'est pas celui qu'on croit

Nina, 4 ans, est amenée par ses parents à la consultation, car elle se réveille en hurlant la nuit. Sa mère accourt. Elle la trouve assise sur le lit, en sueur, le regard terrorisé ; son cœur bat très vite. Elle essaye de la calmer, mais rien n'y fait. Nina hurle de plus belle, puis, assez brutalement, semble se rendormir en sanglotant. Sa maman lui parle, mais Nina ne répond rien. Sa mère n'arrive pas à retrouver le sommeil pendant près d'une heure. Le lendemain, Nina ne se souvient de rien.

Je fais préciser à sa mère l'heure de survenue de ces épisodes : 1 à 2 heures après le début du sommeil. Je rassure sa mère : Nina présente des terreurs nocturnes. Il s'agit d'un éveil incomplet à partir du sommeil lent profond. Cela ne correspond pas à un cauchemar, ce qui explique que Nina ne raconte rien sur ce qui la terrorise. Ces manifestations surviennent de façon occasionnelle chez un enfant sur quatre avant 5 ans, et disparaissent spontanément avant la puberté. Elles sont très inquiétantes pour les parents, qui sont réveillés en sursaut par un cri déchirant la nuit et qui n'arrivent ni à comprendre la terreur de leur enfant ni à le consoler. Ces terreurs ne nécessitent pas de traitement particulier, hormis la régularité du rythme veille-sommeil.

Je visite la maison la nuit

Christelle, 8 ans, est amenée à la consultation par ses parents car elle se lève la nuit et déambule dans la maison, l'air hagard. Christelle présente un retard psychomoteur et suit une scolarité en milieu protégé. Depuis quelques mois, mais avec une fréquence qui augmente, elle se lève la nuit et ses parents la retrouvent dans la cuisine ou dans leur chambre. Elle ne répond pas quand ils lui parlent. Une fois, alors qu'ils l'avaient appelée en criant, elle est partie en courant et s'est cognée contre une chaise. Elle a beaucoup pleuré après. Une autre fois, elle a fait pipi dans la cuisine. Christelle n'a aucun souvenir de ces épisodes. Elle semble plus stressée depuis le début de l'année scolaire. Elle s'endort plus tard. Ces épisodes surviennent plutôt en début de nuit, mais le dernier s'est passé au petit matin.

Compte tenu de la fréquence de ces épisodes, du retard psychomoteur et de l'horaire inhabituel du dernier épisode, je propose de faire un enregistrement vidéopolysomnographique. Christelle et sa mère passeront la nuit à l'hôpital pour analyser le sommeil de Christelle.

Au cours de l'enregistrement, Christelle, qui était en sommeil lent profond, s'est assise sur le lit. Sa mère s'est levée pour l'empêcher de quitter le lit et Christelle a crié avec un air apeuré. L'enregistrement confirme le diagnostic de somnambulisme.

Ces manifestations sont très fréquentes chez l'enfant : selon une étude suédoise, près d'un enfant sur deux entre 6 et 16 ans aurait eu au moins un accès de ce type. Ces accès ont lieu au début de la nuit, mais peuvent survenir exceptionnellement en fin de nuit ou lors de la sieste à l'occasion d'un épisode de sommeil lent profond. L'enfant ne parvient pas à se réveiller complètement, il se lève et se livre à des activités plus ou moins complexes. Le problème est qu'il risque de se blesser au cours d'une de ces séquences : certains enfants peuvent sortir par la fenêtre... Il vaut mieux ne pas réveiller brutalement un somnambule. Il est confus et il aura des réactions inappropriées (fuite, lutte...). Chez les enfants, les enregistrements sont habituellement inutiles.

Mon conseil

Le traitement repose sur des conseils d'hygiène du sommeil. La privation de sommeil et le stress augmentent la fréquence des accès. La mère de Christelle avait noté que sa fille était plus stressée et s'endormait plus difficilement. Il faut également prendre des précautions pour que l'enfant ne se blesse pas au cours d'un accès de somnambulisme. Le plus souvent, les accès disparaissent spontanément à la puberté.

Il faut quitter la chambre !

Laurent, 22 ans, consulte car, plusieurs fois par semaine, il se lève précipitamment en pleine nuit, l'air très inquiet, et attrape son amie par le bras en lui demandant de le suivre car il faut sortir immédiatement de la chambre. Son amie n'arrive pas à le réveiller. Une fois qu'il est hors de la chambre, son comportement est bizarre. Il a l'air de chercher quelque chose en marmonnant des mots incompréhensibles. Parfois, il se rendort sur le canapé du salon. Parfois, il finit par se réveiller, mais ne comprend pas ce qu'il a fait. Son amie en arrive à avoir peur de Laurent. Elle souhaite faire chambre à part. Laurent a présenté des accès de somnambulisme dans l'enfance, mais ils avaient quasiment disparu depuis plusieurs années. Depuis 3 mois, les accès sont de plus en plus fréquents. Laurent a eu son BTS l'année dernière et il travaille. Il avait l'habitude de se coucher tard, mais doit maintenant se lever tôt. Le week-end, Laurent et sa compagne vont souvent faire du ski avec des amis, et les nuits sont écourtées. Son sommeil ne lui pose aucun problème, il s'endort dès qu'il met la tête sur l'oreiller. Il n'a pas d'autre problème de santé.

Je propose à Laurent de réaliser un enregistrement vidéopolysomnographique pour vérifier qu'il s'agit bien d'accès de somnambulisme et non de crises d'épilepsie nocturnes (certaines crises d'épilepsie surviennent de façon quasi exclusive la nuit). Sans enregistrement, il est difficile de faire le diagnostic, car les manifestations cliniques sont parfois très voisines.

L'enregistrement de Laurent confirme le somnambulisme. Le sommeil lent profond de son premier cycle de sommeil est brutalement interrompu par un éveil. Laurent se redresse et sort du lit. Les électrodes, collées sur sa tête pour l'enregistrement et reliées à la boîte d'enregistrement, ne lui permettent pas d'aller bien loin. La traction des fils sur le cuir chevelu réveille complètement Laurent. Il est surpris par l'arrivée du technicien dans la chambre. Il n'a pas de souvenir précis de ce qu'il avait en tête lorsqu'il s'est levé. Il voulait quitter la chambre. Il avait un air apeuré, et son cœur battait très vite. Chez l'adulte, une grande anxiété apparaît souvent au cours des accès de somnambulisme.

Le somnambulisme de Laurent a été réactivé par la dette chronique de sommeil qu'il a accumulée depuis qu'il travaille. Il a gardé son rythme de vie d'étudiant, mais l'activité professionnelle impose un nouveau tempo. Souvent, ce changement de rythme augmente la fréquence des accès. Ceux de Laurent sont complexes, car ils durent plusieurs minutes et s'accompagnent d'un peu d'angoisse mêlée à de l'agressivité. Dans certains cas, des somnambules ont pu se livrer à des actes de violence conduisant à des procès pour évaluer leur responsabilité dans les actes qu'ils avaient commis. Ces actes sont volontiers favorisés par la prise d'alcool. Soirée de fête arrosée et somnambulisme ne font pas bon ménage !

Mon conseil

La prise en charge de Laurent passe par une réduction de sa dette de sommeil et la prise intermittente de médicaments, qui peuvent être des anxiolytiques ou des antidépresseurs. L'hypnose peut également être efficace.

Quand les témoins deviennent victimes

Au cours des accès de somnambulisme, certains comportements basiques (sexuels ou de prise alimentaire) peuvent devenir bizarres. Les sujets ont beaucoup de difficulté à en parler avec leur médecin, car ils ont honte de leur comportement.

Les sexsomnies

Elles comprennent différents comportements sexuels réalisés par le sujet lors d'un éveil partiel, dont il ne garde aucun souvenir. Ces comportements sexuels sont variés : masturbation, caresse du partenaire de lit, rapport sexuel, agression sexuelle. Plus du tiers des cas de sexomnie rapportés ont conduit à des plaintes en justice. Les victimes sont souvent des proches, en particulier des enfants. Ainsi, il est recommandé au patient atteint de sexsomnie de ne dormir qu'avec son conjoint et d'éviter la prise d'alcool avant le coucher ainsi que les privations de sommeil. Un enregistrement vidéo-polysomographique est souvent réalisé, non pas pour objectiver le comportement sexuel qui se manifeste alors exceptionnellement, mais pour préciser le diagnostic. Ces comportements peuvent être favorisés par d'autres troubles du sommeil, comme le syndrome des jambes sans repos ou celui d'apnée du sommeil, qui fragmentent le sommeil et occasionnent une dette de sommeil. Ces comportements peuvent également s'observer dans certaines formes d'épilepsie, mais il ne s'agit plus de parasomnies, et le traitement repose alors sur des antiépileptiques.

Les troubles alimentaires du sommeil

Certains d'entre nous mangent pendant la nuit. Ce comportement peut être parfaitement conscient. Il sert à calmer des angoisses ou des douleurs à l'estomac, ou il s'associe à des troubles plus complexes du comportement alimentaire, comme la boulimie. En revanche, il arrive que le sujet mange et boive après un épisode de sommeil et qu'il ne se souvienne pas de son comportement. Il découvre des restes alimentaires dans la cuisine et pense qu'un autre membre de la famille s'est levé au cours de la nuit pour manger. Ces prises alimentaires, qui ne sont pas liées à une sensation de faim, peuvent ruiner les résultats d'un régime amaigrissant. Quand elles ont lieu au cours d'accès de somnambulisme ou d'éveil confusionnel, elles peuvent présenter un danger : certains sujets mangent les croquettes du chat ou des produits congelés, voire, plus grave, des produits non alimentaires, comme le liquide vaisselle, avec les risques d'intoxication que cela comporte. La prise de somnifères peut favoriser ces comportements car, sous l'effet de ces médicaments, le sujet reste à moitié endormi et ne mémorise pas ce qu'il fait. Le traitement associe les mêmes moyens que pour tous les somnambules et des mesures de protection : enfermer la nourriture dans un placard, fermer à clé la porte de la cuisine…

L'homme qui tirait sur sa femme au petit matin

Jean, 68 ans, consulte avec sa femme, car il lui arrive de plus en plus souvent de l'insulter et de la menacer au cours de la nuit. Les phénomènes ont commencé il y a un peu plus d'un an, mais ils étaient très rares. Leur fréquence s'accentue, avec environ un épisode par semaine depuis 2 mois. Alors que, dans la journée, Jean est calme et plutôt discret, la nuit, vers 2 heures du matin, il crie en proférant des insultes grossières, l'air méchant, et fait le geste de tirer sur sa femme.

Jean me dit qu'il n'a aucun souvenir de ces épisodes. Il n'a d'ailleurs jamais rêvé. Pour lui, ses nuits sont reposantes, et il n'est venu à la consultation que pour faire plaisir à sa femme. Elle veut quitter la chambre conjugale si ces manifestations se poursuivent. Jean était cuisinier. Il est à la retraite. Il est en bonne santé et ne suit aucun traitement. Il a mené une vie tranquille sans violence, hormis au moment de la guerre. Lui et ses camarades, appelés du contingent, sont tombés dans une embuscade et se sont fait mitrailler. L'arrivée de renforts les a en partie sauvés. Lui a perdu connaissance, et il ne se souvient pas de comment il s'est retrouvé à l'hôpital. À l'issue des soins, il a été renvoyé à la vie civile.

Je propose à Jean de venir passer une nuit à l'hôpital pour enregistrer son sommeil.

Lors de celui-ci, à 2 heures du matin, alors qu'il est en sommeil paradoxal, il commence à s'agiter, à insulter un hypothétique adversaire, puis il se redresse et, les mains positionnées comme s'il tenait une mitraillette, il mime le bruit d'un tir en rafale. Ensuite, il se rallonge et, quelques secondes plus tard, éclate de rire. Le technicien de nuit entre dans la chambre et lui demande ce qui se passe : Jean dit qu'il dormait et qu'il ne se souvient de rien.

Jean présente un trouble du comportement en sommeil paradoxal. Comme les patients du professeur Arnulf qui disaient ne pas rêver, il n'a aucun souvenir de ce qu'il a fait pendant son rêve. Le contenu manifestement traumatique de ce dernier, qui rappelle l'épisode qu'il a vécu pendant la guerre, ne l'a pas empêché de mener une vie tranquille, sans troubles du sommeil. Lorsqu'il fait des gestes, nous pouvons « voir » à quoi il rêve, car il n'est plus paralysé pendant le sommeil paradoxal. Contrairement aux sujets qui présentent une névrose post-traumatique avec des rêves récurrents du traumatisme, Jean, qui produit en effet des rêves récurrents, est protégé de leurs effets néfastes par l'absence de mémorisation. Certains rêves non mémorisés pourraient-ils être les gardiens du sommeil, comme l'avait suggéré Freud ?

Certaines études montrent que, à traumatisme équivalent, le fait de revivre en rêve le traumatisme est un facteur de risque de développer une névrose post-traumatique. Nous ne savons pas si c'est le souvenir du rêve ou le rêve en lui-même qui est le facteur de risque. Chez Jean, je pense que l'absence de souvenirs de rêves l'a protégé des conséquences psychologiques de son agression. Le professeur Peretz Lavie, directeur du laboratoire de sommeil du Technion d'Haïfa, en Israël, a d'ailleurs publié une étude sur les souvenirs de rêves des sujets ayant survécu à l'holocauste nazi[1]. Les sujets bien adaptés à leur nouvelle vie ont moins de souvenirs

1. Peretz Lavie, *le Monde du sommeil,* Odile Jacob, 1998.

de rêves que ceux qui avaient eu d'importants problèmes d'adaptation.

J'ai fait part à Jean des résultats de son enregistrement sans insister sur le contenu du rêve, et je lui ai proposé un traitement médicamenteux pour ces manifestations nocturnes. Elles ont diminué en fréquence et en intensité.

Ces troubles du comportement en sommeil paradoxal sont très fréquents chez les sujets ayant une maladie de Parkinson. Ils ne sont pas forcément en rapport avec des souvenirs traumatiques.

Mais nos rêves peuvent nous jouer d'autres mauvais tours : les cauchemars et les autres rêves traumatisants finissent par nous faire redouter ce sommeil qui nous confronte à des situations terrifiantes. Certains sujets consultent pour trouver de l'aide, pressentant qu'ils risquent de devenir insomniaques pour ne plus rêver. Les médicaments ne sont pas d'une très grande utilité, car il ne s'agit pas de supprimer tous les rêves, seulement les cauchemars. Les psychothérapies sont utiles. Le recours au rêve lucide proposé depuis 2010 semble être un traitement prometteur.

Qu'est-ce qu'un rêve lucide ? C'est la perception d'être en train de rêver. Le plus souvent, nous avons cette perception en nous réveillant d'un rêve, mais certains sujets rapportent être conscients de rêver en plein cœur du sommeil, au point de pouvoir diriger leurs rêves. Cela est vrai, car les chercheurs ont pu établir un code avec les rêveurs lucides pour qu'ils leur signalent leurs moments de « lucidité ». Le professeur Arnulf, à l'hôpital de la Pitié-Salpêtrière, a réussi à enregistrer des rêveurs lucides, qui devaient signaler leur « lucidité » par un mouvement oculaire particulier : regarder à gauche, puis à droite, puis à gauche, puis à droite, faire une pause et recommencer[1]. Des épisodes de sommeil paradoxal pendant lesquels le sujet faisait ce type de mouvements ont été enregistrés, et les sujets au réveil ont confirmé qu'ils avaient fait des rêves lucides.

Ces rêves lucides sont connus depuis longtemps. Ils ont été particulièrement bien décrits par Léon d'Hervey de Saint-Denys dans un livre qu'il a publié en 1867 : *les Rêves et les Moyens de les diriger.* Il présente des rêves lucides depuis l'enfance, mais, avant d'être un rêveur lucide, il avait pris l'habitude de dessiner chaque matin ses rêves. Il présentait un cauchemar récurent où il se croyait poursuivi par des monstres. Une nuit que le cauchemar revenait, il avait pris la décision de modifier le cours de son rêve : au lieu de fuir, comme il le faisait, il décida de se retourner et d'observer attentivement les fantômes qui le terrorisaient. Voilà la description faite par Léon d'Hervey de Saint-Denys de la figure qui le terrorisait : « Elle-même parut bientôt ralentir ses mouvements, perdre sa netteté, prendre un aspect cotonneux, et se changer enfin en une sorte de dépouille flottante, pareille à ces costumes fanés qui servent d'enseigne aux magasins de déguisement pendant le carnaval. » Et il conclut : « Ce rêve ne se renouvela plus. »

Donc les rêves lucides existent et, si on apprend à les diriger, on peut faire disparaître les cauchemars.

Les rêves lucides sont plus fréquents chez les sujets jeunes, en particulier les enfants, les femmes et les personnes qui se souviennent facilement de leurs rêves. Diverses techniques ont été développées pour augmenter

1. I. Arnulf, *Une fenêtre sur les rêves ; neurologie et pathologies du sommeil,* Odile Jacob, 2014.

la fréquence des rêves lucides. Il faut décrire et enregistrer ses rêves tous les matins, repérer sur chaque récit les éléments incohérents et réviser le scénario du rêve avant de dormir pour le reconnaître comme un rêve quand il surviendra. Ainsi, si le cauchemar survient, on sera capable, comme Léon d'Hervey de Saint-Denys, de le reconnaître comme un rêve et de changer notre réaction.

Ces différentes parasomnies sont aujourd'hui beaucoup mieux connues grâce au développement des enregistrements vidéopolysomnographiques : vous êtes filmé pendant l'enregistrement de votre sommeil. La plupart du temps, ces parasomnies ne se traduisent pas par des plaintes en termes de quantité ou de qualité du sommeil ou de somnolence diurne. Ces manifestations, très fréquentes chez l'enfant, sont surtout gênantes chez l'adulte et pour le partenaire de lit.

Au terme de ce survol des différents troubles du sommeil, il apparaît clairement que les traitements adaptés ne reposent pas systématiquement sur des médicaments. Les deux troubles les plus fréquents, représentés par le syndrome d'apnée du sommeil et les insomnies, sont traités par une machine pour le premier et par des thérapies cognitivo-comportementales pour les secondes. Le sommeil est, en effet, un comportement, et il convient d'adapter son comportement aux contraintes biologiques pour avoir un meilleur sommeil. Pour cela, il existe de nombreuses pistes, le plus souvent accessibles à chacun d'entre nous.

À la recherche de votre sommeil

Comment dormez-vous ? Bien ? Mal ? Ça dépend des jours ? Rêvez-vous de mieux dormir ? La plupart d'entre vous répondraient sans doute « pourrait mieux faire » à une telle question. Alors, comment améliorer nos nuits ? Votre sommeil est unique. Chacun d'entre nous doit apprendre à identifier le sommeil qui lui va bien. Ce qui vaut pour vous ne marche pas forcément pour votre voisin, ni pour votre compagnon de lit. Il existe plus de tailles de sommeil que de pointures de chaussures ! Vous devez vous analyser pour découvrir d'abord le sommeil qui est réellement le vôtre, puis le sommeil dont vous avez besoin. C'est dans cet entre-deux que vous pouvez agir. Quoi qu'il en soit, votre sommeil n'est pas un comportement que vous pouvez isoler du reste de votre vie. L'analyse de votre sommeil doit s'associer à l'analyse de votre façon de manger, de bouger, d'être en société. Votre sommeil n'appartient pas qu'à votre intimité, il appartient aussi à votre famille, à votre façon d'être ensemble. Vous devez donc trouver le meilleur équilibre entre ce dont vous avez besoin et ce qui est possible.

Néanmoins, il existe des trucs, des astuces, des méthodes et des principes qui valent pour tout le monde. Parfois, la mise en application de toutes ces bonnes pratiques ne suffit pas à vous réconcilier avec votre sommeil. La science et la médecine peuvent alors vous aider à retrouver le chemin du repos et des nuits paisibles.

Connais-toi toi-même

Le bon sommeil dans l'absolu n'existe pas. N'existe que votre propre bon sommeil. Il y a d'une part le sommeil que vous produisez et, d'autre part, le sommeil dont vous avez besoin. Cette équation est au cœur du processus de votre équilibre de sommeil. Une évaluation précise de vos besoins réels de sommeil est indispensable pour parvenir au sommeil qui vous satisfera.

Votre sommeil évolue au cours de la vie. Il faudra faire cette recherche à chaque fois que vous aurez l'impression que votre sommeil se dégrade.

La première des évaluations que vous devez faire concerne le sommeil que vous produisez effectivement. Il est possible que vous dormiez plus, par exemple, que vous ne le croyez. Notre perception est parfois très décalée par rapport à la réalité. Pourtant, estimer précisément la quantité réelle de sommeil que vous produisez est primordial. Cette connaissance repose sur divers outils disponibles. Tout d'abord, l'agenda de sommeil va vous permettre d'évaluer votre sommeil au fil des nuits. Ensuite, les autoquestionnaires vous donneront l'occasion de mesurer votre typologie de dormeur et votre niveau de somnolence, qui est un indice de votre dette de sommeil. Enfin, il existe aujourd'hui des objets connectés qui vont indiquer en temps réel, puis cumulé, la nature et la quantité approximative de votre sommeil. Ces outils, vantés par ceux qui vous les vendent, sont d'une fiabilité relative et variable selon les marques.

Prenez votre agenda

Si vous décidez d'entreprendre une remise à plat de votre sommeil pour l'améliorer, il est particulièrement utile de vous plier au premier exercice : remplir un agenda de sommeil (figure 3, page ci-contre).

Voici un exemple de ce que vous allez y inscrire. Dans ce tableau, que vous remplirez tous les matins, vous indiquerez l'heure de votre coucher, c'est-à-dire l'heure à laquelle vous avez éteint la lumière la veille. Vous indiquerez ensuite l'heure de votre lever. Vous hachurerez les heures de la nuit où vous pensez avoir dormi, à moitié si vous pensez avoir dormi à moitié. Les indications que vous reportez sur l'agenda sont les souvenirs que vous conservez de votre nuit. Il ne faut pas regarder la pendule pendant la nuit pour être sûr de mettre des indications exactes. Il s'agit de mettre sur papier votre ressenti, indépendamment du réel. Il ne faut pas faire remplir votre agenda de sommeil par un proche. Il ne faut pas lui demander à quelle heure vous vous êtes levé pour aller aux toilettes. Vous n'avez pas la même perception du temps que lui, et l'agenda sert à évaluer votre perception de votre temps de sommeil. Vous noterez également une appréciation globale de votre nuit, de « très mauvaise » à « très bonne », et de votre état au réveil, de « très fatigué » à « en pleine forme ». Le soir, vous notez si vous avez fait la sieste et si vous avez eu des accès de somnolence pendant la journée. Ces coups de mou sont des indices de votre dette de sommeil.

Cet agenda doit évaluer la durée de votre sommeil au cours de trois périodes correspondant à des moments de vie différents : une semaine de travail, un week-end entre deux semaines de travail et une semaine de vacances. Choisissez de préférence la deuxième semaine de vos vacances. En effet, si vous commencez vos vacances avec une dette de sommeil, vous allez la récupérer pendant votre première semaine de congés en dormant plus que votre besoin moyen. Le sommeil de cette première semaine sera donc biaisé. Vous trouverez votre vitesse de croisière la deuxième semaine de vos vacances. Vous ne remplirez donc peut-être pas votre agenda en continu. Cette première étape est indispensable pour entamer votre démarche d'optimisation du sommeil. Il est le premier état des lieux de votre sommeil actuel.

Figure 3 : exemple d'un agenda de sommeil

A : agenda mettant en évidence un mauvais sommeil malgré la prise de somnifères.

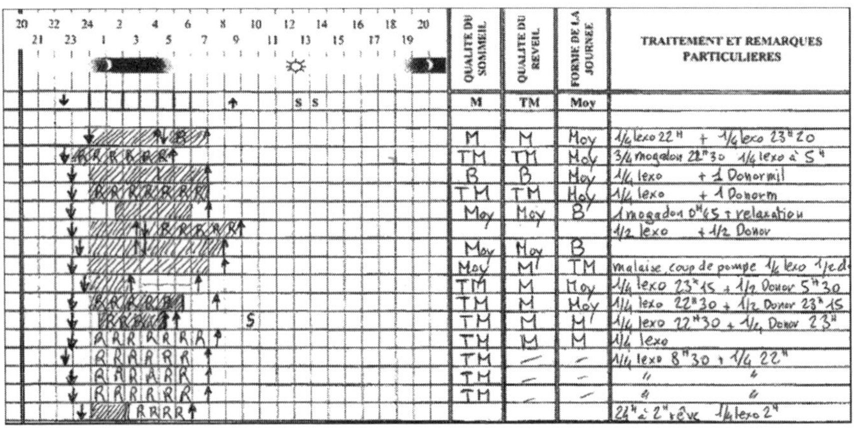

B : agenda montrant un bon sommeil, stable et régulier.

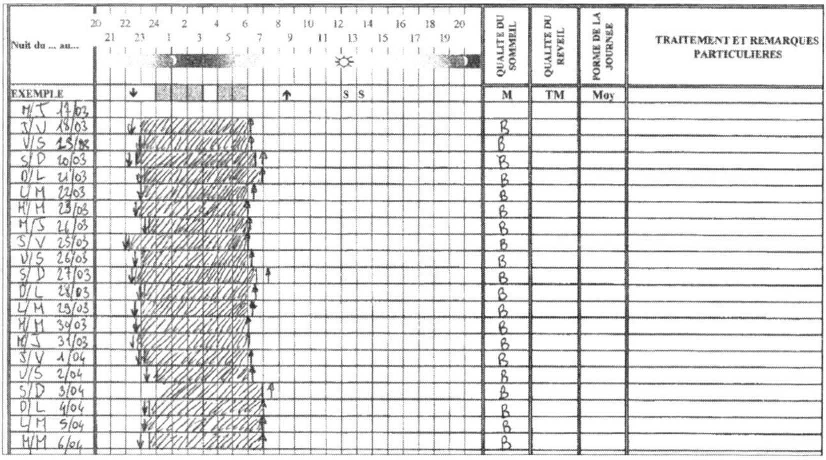

Lorsque vous aurez rempli votre agenda sur ces trois périodes, vous aurez déjà rassemblé des informations cruciales. L'agenda vous permet de voir l'impact d'un coucher plus tardif sur votre sommeil. Ces observations apparaissent lorsque vous avez rempli plusieurs nuits. La régularité de vos heures de coucher et de lever, ou au contraire leur grande irrégularité, apparaîtra clairement. L'agenda vous permet également de voir vos bonnes et vos mauvaises nuits. D'une façon générale, vous gardez plus facilement en mémoire vos mauvaises nuits que vos bonnes nuits. Ainsi, le fait de remplir l'agenda vous permettra peut-être d'avoir une vision moins négative de votre sommeil.

Par ailleurs, vous allez découvrir votre nombre d'heures de sommeil en période de travail. Si vous dormez spontanément plus longtemps le week-end qui clôture cette semaine de travail, cela signifie que vous rattrapez une dette de sommeil.

Quant aux informations que vous allez renseigner

pendant votre semaine de vacances, elles vont vous indiquer votre besoin réel de sommeil hors contraintes d'horaires. Si, par rapport aux périodes travaillées, votre temps de sommeil moyen en vacances s'allonge, cela signifie que vous ne dormez pas assez quand vous travaillez. L'agenda au cours d'une période de vacances est indispensable pour savoir si vous êtes un court ou un long dormeur.

Bien sûr, si vous prenez un médicament pour dormir, il faut le noter sur l'agenda. Vous pourrez aussi apprécier l'efficacité du traitement ou son inutilité. Les renseignements fournis en remplissant cet agenda sont indispensables si vous consultez pour une insomnie chronique.

Les autoquestionnaires

Les questionnaires suivants ont été mis au point et développés par des équipes de recherche sur le sommeil. Ils ont été utilisés dans un grand nombre de pays, et de très nombreux sujets s'y sont déjà soumis. La fiabilité de leurs résultats est donc largement validée.

Commencez par évaluer votre somnolence diurne

En remplissant l'échelle de somnolence d'Epworth[1], vous mesurez votre niveau de somnolence dans la journée. Cette échelle décrit huit situations de la vie courante. Vous devez évaluer la chance de vous endormir dans chacune de ces situations au cours des quinze jours qui viennent de

1. M.W. Johns, "A New Method for Measuring Daytime sleepiness: The Epworth Sleepiness Scale", *Sleep* (1991) 14(6): 540-545.

s'écouler. L'échelle varie de 0 (vous n'avez aucune chance de vous endormir) à 3 (vous avez une grande chance de vous endormir). Si le total de vos points est supérieur à 9, vous êtes somnolent, ce qui pourrait traduire une dette de sommeil. Si vous avez plus de 18 points, votre somnolence est très importante. Vous ne devriez pas conduire, car vous risquez de vous endormir au volant.

Échelle de somnolence d'Epworth

Question : vous arrive-t-il de somnoler ou de vous endormir dans les situations suivantes ?

Consigne de notation : même si vous ne vous êtes pas trouvé récemment dans l'une de ces situations, essayez d'imaginer comment vous réagiriez et quelles seraient vos chances d'assoupissement.

0 C'est exclu. « Il ne m'arrive jamais de somnoler » : aucune chance.
1 Ce n'est pas impossible. « Il y a un petit risque » : faible chance.
2 C'est probable. « Il pourrait m'arriver de somnoler » : chance moyenne.
3 C'est systématique. « Je somnolerais à chaque fois » : forte chance.

Situations

- Assis en train de lire 0 1 2 3
- En train de regarder la télévision 0 1 2 3
- Assis inactif dans un lieu public
(cinéma, théâtre, réunion…) 0 1 2 3
- Comme passager d'une voiture
ou d'un transport en commun roulant
sans arrêt pendant 1 heure 0 1 2 3

- Allongé l'après-midi, lorsque les circonstances le permettent 0 1 2 3
- Assis en parlant avec quelqu'un 0 1 2 3
- Assis au calme après un déjeuner sans alcool 0 1 2 3
- Au volant d'une voiture immobilisée depuis quelques minutes 0 1 2 3

Total (de 0 à 24) :

Poule ou hibou ?

Vous êtes en plutôt amateur de soirées à rallonge ? Vous sentez-vous plutôt en pleine possession de vos facultés dès l'aube ? En clair, quel est votre chronotype de dormeur ? Vous le saurez en remplissant le questionnaire publié en 1976 par Jim Horne et Olov Östberg, chercheur en Angleterre[1]. Il comporte 19 questions qui portent sur vos horaires préférentiels pour vous coucher et vous lever, votre somnolence à certains moments de la journée. La réponse à chaque question vous donne un chiffre. La somme de tous ces chiffres permettra de savoir si vous êtes du soir ou du matin, ou si votre chronotype est peu marqué.

Questionnaire de typologie circadienne de Horne et Östberg

Instructions

1. Lisez attentivement chaque question avant d'y répondre.
2. Répondez à toutes les questions.
3. Répondez aux questions dans l'ordre.

1. J.A. Horne et O. Östberg, "A self-assessment questionnaire to determine morningness-eveningness in human circadien rhythms", *Int. J. Chronobiol.* (1976) 4, 97-110.

4. Vous pouvez répondre aux questions les unes indépendamment des autres. Ne revenez pas en arrière pour vérifier vos réponses.
5. Pour les questions à choix multiples, mettez une croix devant une seule réponse. Pour les échelles, placez une croix au point approprié.
6. Répondez à chaque question aussi sincèrement que possible. Vos réponses et les résultats de ce questionnaire resteront confidentiels.
7. Faites les commentaires que vous jugerez nécessaires dans la partie prévue sous chaque question.

Si vous viviez à votre rythme (celui qui vous plaît le plus), à quelle heure vous lèveriez-vous étant entièrement libre d'organiser votre journée ?

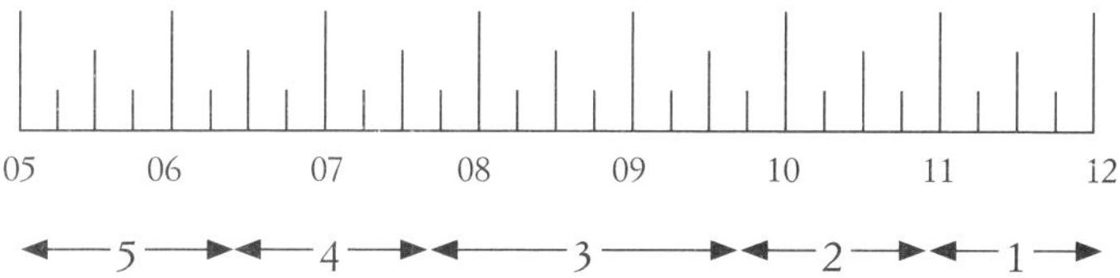

Commentaire

....

....

Si vous viviez à votre rythme (celui qui vous plaît le plus), à quelle heure vous mettriez-vous au lit en étant entièrement libre d'organiser votre journée ?

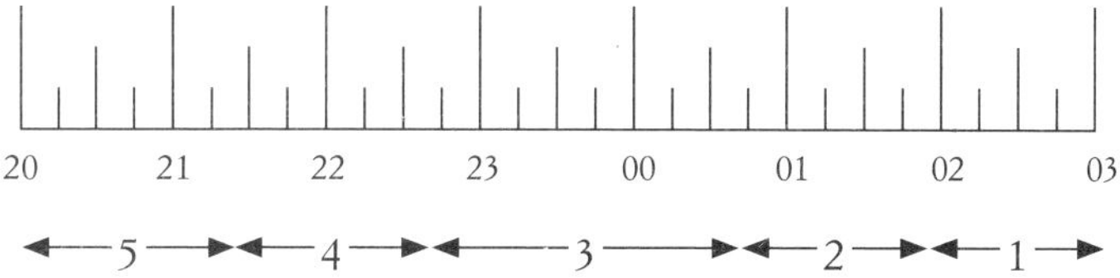

Commentaire

....

....

Si vous devez vous lever à une heure précise, le réveil vous est-il indispensable ?

◊ Pas du tout .... ♦ 4
◊ Peu .... ♦ 3
◊ Assez .... ♦ 2
◊ Beaucoup .... ♦ 1

Commentaire
....
....

Dans des conditions adéquates (environnement favorable, sans contraintes particulières...), comment ressentez-vous votre lever du matin ?

◊ Pas facile du tout .... ♦ 1
◊ Pas très facile.. ♦ 2
◊ Assez facile .... ♦ 3
◊ Très facile .... ♦ 4

Commentaire
....
....

Comment vous sentez-vous durant la demi-heure qui suit votre réveil du matin ?

◊ Pas du tout éveillé .... ♦ 1
◊ Peu éveillé.. ♦ 2
◊ Relativement éveillé... ♦ 3
◊ Très éveillé.. ♦ 4

Commentaire
....
....

Quel est votre appétit durant la demi-heure qui suit votre réveil du matin ?

◊ Pas bon du tout .... ♦ 1
◊ Pas bon .... ♦ 2

◊ Assez bon .... ♦ 3
◊ Très bon .... ♦ 4

Commentaire
....
....

Comment vous sentez-vous durant la demi-heure qui suit votre réveil du matin ?

◊ Très fatigué .... ♦ 1
◊ Relativement fatigué .... ♦ 2
◊ Relativement en forme .... ♦ 3
◊ Très en forme .... ♦ 4

Commentaire
....
....

Quand vous n'avez pas d'obligations le lendemain, à quelle heure vous couchez-vous par rapport à votre heure habituelle de coucher ?

◊ Rarement ou jamais plus tard .... ♦ 4
◊ Moins de 1 heure plus tard .... ♦ 3
◊ De 1 à 2 heures plus tard .... ♦ 2
◊ Plus de 2 heures plus tard .... ♦ 1

Commentaire
....
....

Vous avez décidé de faire du sport. Un ami vous suggère de faire des séances de 1 heure deux fois par semaine. Le meilleur moment pour lui est de 7 à 8 heures du matin. Ne considérant que le rythme qui vous convient le mieux, dans quelle forme penseriez-vous être ?

◊ Bonne forme .... ♦ 4
◊ Forme raisonnable .... ♦ 3

◊ Vous trouvez cela difficile............................... ♦ 2
◊ Vous trouvez cela très difficile........................ ♦ 1

Commentaire

....

....

À quel moment de la soirée vous sentez-vous fatigué au point de vous endormir ?

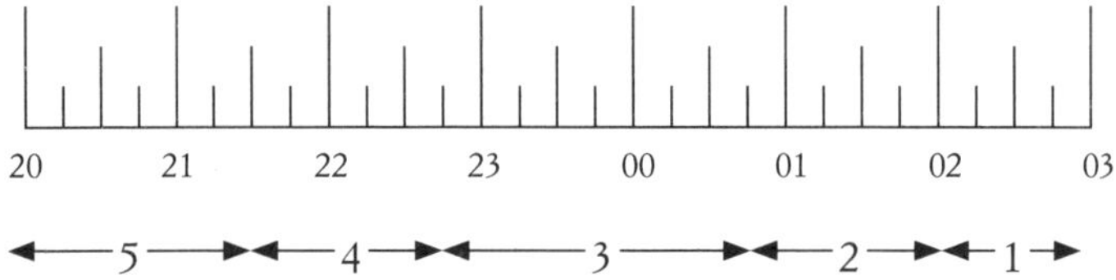

Commentaire

....

....

Vous souhaitez être au meilleur de votre forme pour un examen qui vous demande un effort intellectuel considérable durant 2 heures. Vous êtes entièrement libre de le passer quand vous le souhaitez ; quelle est l'heure que vous choisirez ?

◊ De 8 à 10 heures... ♦ 6
◊ De 11 à 13 heures... ♦ 4
◊ De 15 à 17 heures... ♦ 2
◊ De 19 à 21 heures... ♦ 0

Commentaire

....

....

Si vous allez au lit à 23 heures, à quel niveau de fatigue en êtes-vous ?

◊ Pas du tout fatigué.. ♦ 0
◊ Un peu fatigué .... ♦ 2

◇ Relativement fatigué.. ♦ 3
◇ Très fatigué.. ♦ 5

Commentaire
....
....

Pour une raison quelconque, vous vous couchez quelques heures plus tard que d'habitude, mais vous n'êtes pas obligé de vous lever à une heure précise le lendemain. Laquelle des propositions suivantes choisirez-vous

◇ Vous vous réveillez comme d'habitude, et vous ne vous rendormez plus .... ♦ 4
◇ Vous vous levez comme d'habitude, mais vous vous recouchez par la suite .... ♦ 3
◇ Vous vous réveillez comme d'habitude, mais vous vous rendormez .... ♦ 2
◇ Vous vous réveillez plus tard que d'habitude .... ♦ 1

Commentaire
....
....

Pour effectuer une garde de nuit, vous êtes obligé d'être éveillé entre 4 et 6 heures du matin. Vous n'avez pas d'obligations le lendemain. Laquelle des propositions suivantes vous convient le mieux ?

◇ Vous n'irez au lit qu'une fois la garde terminée .... ♦ 1
◇ Vous faites une sieste avant et vous vous couchez après la garde .... ♦ 2

◊ Vous vous couchez avant
et faites une sieste après la garde .... ♦ 3

◊ Vous dormez ce qu'il vous faut
avant d'effectuer la garde et vous ne vous
recouchez pas après .... ♦ 4

Commentaire

....

....

Vous devez faire 2 heures de travail physique intense, mais vous êtes entièrement libre d'organiser votre journée. Laquelle des périodes suivantes choisirez-vous ?

◊ De 8 à 10 heures... ♦ 4
◊ De 11 à 13 heures... ♦ 3
◊ De 15 à 17 heures... ♦ 2
◊ de 19 à 21 heures.. ♦ 1

Commentaire

....

....

Vous avez décidé de faire du sport. Un ami vous suggère de faire des séances de 1 heure deux fois par semaine. Le meilleur moment pour lui est de 22 à 23 heures. Ne considérant que le rythme qui vous convient le mieux, dans quelle forme penseriez-vous être ?

◊ Bonne forme... ♦ 1
◊ Forme raisonnable .... ♦ 2
◊ Vous trouvez cela difficile.............................. ♦ 3
◊ Vous trouvez cela très difficile....................... ♦ 4

Commentaire

....

....

Supposez que vous pouvez choisir les horaires de votre travail. Admettons que vous travaillez 5 heures par jour et que votre travail est intéressant et bien payé. Quelle séquence de 5 heures consécutives choisirez-vous ?

0 1 2 3 4 5 6 7 8 9 10 11 12 13 14 15 16 17 18 19 20 21 22 23 0

◄—1—►◄—5—►◄4►◄—3—►◄—2—►◄—1—►

Commentaire

....

....

À quelle heure de la journée vous sentez-vous dans votre meilleure forme ?

0 1 2 3 4 5 6 7 8 9 10 11 12 13 14 15 16 17 18 19 20 21 22 23 0

◄—1—►◄—5—►◄4►◄—3—►◄—2—►◄—1—►

Commentaire

....

....

On dit parfois que quelqu'un est « du matin » ou « du soir ». Vous considérez-vous comme un sujet du matin ou du soir ?

◊ Tout à fait un sujet du matin.......................... ♦ 6
◊ Plutôt un sujet du matin .... ♦ 4
◊ Plutôt un sujet du soir.................................... ♦ 2
◊ Tout à fait un sujet du soir .... ♦ 0

Commentaire

....

....

Résultats

Vous additionnez les chiffres portés à côté ou au-dessous des cases. Le score vous donne votre typologie. Plus elle est marquée, plus vous devez en tenir compte dans l'organisation de vos activités.

Score	**Typologie**
70-86	Nettement du matin
59-69	Modérément du matin
42-58	Ni du matin ni du soir
31-41	Modérément du soir
16-30	Nettement du soir

Votre âge est un facteur essentiel dans les réponses que vous allez apporter. Le docteur Taillard et son équipe à Bordeaux[1] ont proposé que vous soyez considéré comme étant du soir après 44 ans si vous avez un score inférieur à 53 au lieu de 42, et du matin si votre score est supérieur à 64 au lieu de 59.

En version high tech

Pour ceux qui sont rétifs au papier et au stylo, il est possible de se procurer un tracker de sommeil, c'est-à-dire un dispositif qui va enregistrer votre sommeil. Attention aux promesses marketing qui peuvent ne pas être tenues. N'attendez pas que la machine mesure la qualité de

1. J. Taillard, P. Philip et al., "Validation of Horne and Ostberg morningness-eveningness questionnaire in a middle-aged population of French workers", *J. Biol. Rhythms* (2004) 19(1): 76-86.

votre sommeil ou détecte la quantité de sommeil lent profond. C'est impossible. Elle ne pourra vous indiquer que votre quantité globale de sommeil.

Le marché de ces appareils est en pleine expansion, avec des mesures de plus en plus variées et des modèles constamment renouvelés. Il existe plus d'une centaine de modèles sur le marché aujourd'hui. Si vous voulez vous servir de l'un d'eux, mieux vaut bien comprendre ce qu'il mesure.

Trois types de dispositifs vous permettent de « mesurer » votre sommeil : les bracelets, que vous portez au poignet pendant la nuit, les capteurs, que vous mettez dans votre lit, et les applications sur votre Smartphone, qui nécessitent que vous dormiez avec votre téléphone dans le lit.

Tous ces appareils mesurent vos mouvements ; ce sont des actimètres. Ils ont été développés au départ pour les sportifs qui voulaient suivre leurs performances. On est passé du podomètre, qui détectait vos pas par les mouvements grâce à un pendule dans un boîtier que vous portiez à la ceinture, aux accéléromètres inclus dans un bracelet ou une montre que vous portez 24 heures sur 24, au poignet gauche si vous êtes droitier et au poignet droit si vous êtes gaucher.

Pour l'appareil, lorsque vous ne bougez pas, cela signifie que vous dormez. En fait, cette conclusion n'est pas toujours valable : si vous lisez dans votre lit, vous ne bougez pas, mais vous ne dormez pas. Pour mesurer votre sommeil, l'appareil a besoin d'une deuxième information. Soit vous lui indiquez l'heure de votre coucher, soit l'appareil mesure autre chose (le rythme cardiaque, la luminosité de la pièce) et croise les informations.

Quand le rythme cardiaque ralentit et que vous ne

bougez pas, c'est que vous dormez. Cela est souvent vrai, mais pas toujours, surtout si vous avez un traitement pour le cœur ou la tension.

Quand vous éteignez pour dormir, la luminosité de votre chambre diminue... mais certains sujets s'endorment quand le partenaire de lit continue à lire !

Dans tous les cas, les mesures sont transmises à un Smartphone, une tablette ou un ordinateur. Cette transmission se fait soit au fur et à mesure *via* une connexion Bluetooth ou wi-fi durant toute la nuit, soit au lever. Ces mesures peuvent être analysées en temps réel. Cela peut permettre de détecter le moment « propice » pour vous réveiller en déclenchant la sonnerie du réveil : autour de votre heure programmée de réveil, l'appareil va détecter vos mouvements. Si vous bougez, c'est que vous êtes réveillé. C'est donc pour vous la bonne heure pour commencer votre journée.

L'alarme ou la lumière du réveil se déclencheront lors de la détection d'un certain niveau de mouvement.

D'autres mesures peuvent être prises en compte, comme les bruits, la température de la pièce, votre respiration. Cette dernière mesure repose sur les capteurs placés dans le lit. Vos mouvements respiratoires sont transmis au matelas, qui les détecte. Quand vous avez un partenaire de lit, c'est souvent la respiration ou le ronflement du couple qui est enregistré. Dans tous les cas, si le tracker est dans votre lit, et si vous n'y êtes pas seul, les informations qu'il enregistrera seront biaisées.

Ces appareils peuvent être utiles sur une certaine période. Ils vous permettent de détecter votre chronotype et d'évaluer votre sommeil de manière objective puisque vous mesurez quelque chose. Il faut cependant que vous ayez compris ce que l'appareil mesure et ce que permettent de déduire les données recueillies : votre chronotype.

Mais vous n'allez pas vous surveiller tous les jours de votre vie, alors cet achat est-il vraiment nécessaire ?

Si vous êtes sportif et que vous utilisez ce type d'appareil pour évaluer vos performances, vous pourrez, avec lui, évaluer votre sommeil. Si vous avez des problèmes de sommeil, il vous permettra de voir la façon dont votre sommeil évolue sans avoir à remplir un agenda de sommeil. Attention, l'interprétation faite par le logiciel n'est pas forcément adaptée à votre cas ; vous devrez donc interpréter les données de l'appareil, ce qui est parfois plus difficile à faire que l'interprétation des données de l'agenda.

Et la synthèse

Quelle que soit la méthode choisie, vous savez maintenant, du moins en principe, si vous êtes un court ou un long dormeur, un sujet du soir ou du matin, et si votre rythme de vie vous met souvent en dette de sommeil. Bref, vous avez estimé le sommeil dont vous avez besoin et votre sommeil réel, et vous avez apprécié la différence entre les deux.

En cas de dette de sommeil, vous pourrez en observer les conséquences. Le plus souvent, la dette de sommeil conduit à de la somnolence pendant la journée. Pourtant, il arrive aussi que, paradoxalement, la dette de sommeil mène à l'insomnie. Lorsque cette dette est réellement chronique, vous devenez irritable pendant la journée, vous avez des difficultés de concentration. Quand arrive le soir, alors que vous pourriez dormir, vous ressassez ces difficultés diurnes.

Cette connaissance de vos rythmes vous permettra d'adapter votre activité au meilleur moment de la journée pour vous : si vous êtes du matin, vos performances sont maximales le matin, vous pouvez programmer de faire les choses difficiles à ce moment-là. Si vous êtes du soir, préférez les réunions de fin d'après-midi.

La connaissance de votre sommeil vous permettra aussi d'en parler en famille. Si les rythmes et les besoins de ceux qui vous entourent sont très différents des vôtres, vous devrez trouver un compromis, indispensable au bien-être de chacun. L'installation de la télévision dans la chambre peut convenir à l'un des deux… mais pas forcément aux deux. Chacun doit prendre en compte le besoin de sommeil de son conjoint sans penser que des différences de rythme traduisent des dysfonctionnements dans la relation de couple. Le mari doit laisser sa femme aller se coucher si elle est une grosse dormeuse.

Cette connaissance vous permettra aussi d'en parler à votre médecin si vous trouvez que vos besoins de sommeil sont trop importants ou que votre sommeil nocturne est trop fragmenté par des éveils.

Dormir sans y penser

Au début du sommeil, en particulier à l'endormissement, vous continuez à penser, mais vos pensées doivent passer sans s'arrêter, se succéder et devenir floues. Elles ne doivent pas vous prendre la tête. Sinon, adieu le sommeil. La sagesse populaire nous recommande de compter les moutons pour nous endormir. Cela ne veut pas dire qu'il faut aligner une série de chiffres, mais regarder chaque mouton pour le compter et ne pas le compter deux fois. Cet effort simple et répétitif va nous ouvrir les portes du sommeil.

Car, pour dormir, il faut éliminer les pensées qui concernent notre sommeil. Elles perturbent le plus souvent l'endormissement. Elles sont qualifiées de dysfonctionnelles car elles nous empêchent de fonctionner normalement. « Est-ce que je vais bien dormir ? », « Si je ne m'endors pas rapidement, demain je serais épuisé », « Je dois dormir huit heures » ou « Quand je dors mal une nuit, je sais que cela dérangera mon horaire de sommeil pour toute la semaine », toutes ces pensées dysfonctionnelles conduisent à augmenter votre stress. Elles vous font croire que vous n'êtes plus capable de trouver le sommeil. Elles vous persuadent que les nuits écourtées ont des répercussions très négatives sur la journée du lendemain. Vous vous inquiétez. Vous stressez de plus en plus... Or, il est normal de ne pas arriver à dormir si on est stressé. Si un animal a peur, il ne dort pas. Il en va de même pour l'homme. Il faut vous coucher parce que vous avez envie de dormir, et non parce que c'est l'heure... surtout si vous redoutez de ne pas réussir à vous endormir ! Quand vous passez à table pour manger, vous ne vous posez pas la question de savoir si vous allez manger. Quand vous allez vous coucher, il ne faut pas vous poser la question de savoir si vous allez dormir. Et pour cela, il faut avoir sommeil. Parfois, selon ce que vous devez faire le lendemain, vous pouvez souhaiter dormir plus tôt. Dans ce cas, mieux vaut choisir une activité paisible pour aider le sommeil à s'installer en avance par rapport à vos habitudes. Rester assis à lire dans une ambiance calme vous conduira probablement vers le sommeil.

Pensées positives et endormissement facile

Parfois, vous avez sommeil et, alors que vous posez la tête sur l'oreiller, votre envie de dormir disparaît brutalement. Un flot de pensées sur ce que vous avez à faire le lendemain vous submerge. Vous devez alors essayer de faire le vide dans votre esprit, de mettre à distance les pensées désagréables. Les thérapies de pleine conscience ont été développées pour vous aider dans cette démarche. Vous allez focaliser vos pensées sur le moment présent en prêtant attention à votre respiration, à vos sensations physiques. Vous essayez de sentir votre corps qui s'enfonce dans le lit comme dans du coton. Si vous n'arrivez pas à vous concentrer sur vos sensations présentes ou si elles sont douloureuses, vous pouvez essayer de penser à un souvenir heureux, de vous remémorer une scène qui vous a marqué agréablement. Notre cerveau fonctionne de telle manière que nous ne pouvons penser qu'à une seule chose à la fois. Si nous avons des pensées désagréables ou stressantes, il faut les remplacer par des pensées agréables et apaisantes. Certains regardent la télévision pour éviter de penser. Pourtant, ce n'est pas la bonne solution. Les émissions que vous suivez n'ont pas été conçues pour vous apaiser. Certes, vos pensées négatives ne vous prennent plus la tête lorsque vous fixez le petit écran, mais vous les remplacez par des stimulations peu propices au sommeil.

Si vos rêves sont sources d'angoisse, vous pouvez apprendre à les contrôler. Pour cela, il est intéressant de corriger vos récits de rêves. Si vous faites un rêve récurrent et désagréable, notez-le sur un carnet à votre réveil, relisez-le avant d'aller vous coucher et essayez de modifier le scénario dans un sens qui vous soit plus agréable. Partez de votre rêve pour imaginer une nouvelle histoire, plaisante, en vous libérant de votre souvenir. Il est probable que votre rêve va suivre le scénario que vous avez fait évoluer.

Bien vivre pour bien dormir

Une journée vide d'activité conduit à une nuit vide de sommeil. Trois types d'activités doivent remplir vos journées au cours de la semaine : des activités physiques, des activités sociales et des activités intellectuelles.

Bougez

La pratique régulière d'une activité physique est largement recommandée pour améliorer votre état de santé en général. L'efficacité de l'activité physique dans la lutte contre les maladies chroniques que sont le diabète, l'obésité, les maladies du cœur et l'hypertension artérielle a été largement démontrée. Cette efficacité a même été prouvée dans la lutte contre le cancer. L'activité physique améliore également le sommeil ; cette amélioration est liée à l'impact qu'elle a sur l'éveil et sur certains rythmes biologiques, comme celui de la température. Ces deux effets vont concourir à augmenter le contraste entre le jour et la nuit en amplifiant les variations de votre température corporelle ; cela favorise votre endormissement le soir, la chute de votre température étant plus importante. D'autre part, l'activité physique assure une meilleure qualité de l'éveil. Vous le savez car, quand vous vous sentez somnolent, vous bougez pour éviter de vous endormir.

Mais quelle activité physique faire ? Et quelle est la meilleure heure pour se dépenser ? Sous le terme « activité physique » sont rassemblées toutes les activités quotidiennes qui augmentent votre dépense énergétique, qu'elles soient professionnelles (maçon, paysan...), domestiques (courses, ménage...) ou de loisir.

Ainsi, selon votre profession et votre activité domestique, vous n'aurez pas besoin de la même quantité d'activité physique de loisir. Si vous avez une activité professionnelle qui vous maintient toute la journée assis devant un bureau, il est nécessaire que vous vous aménagiez du temps de loisir pour une activité physique, si possible en extérieur. Le plus simple est de prendre ce temps sur celui passé devant la télévision (en moyenne à 3 heures par jour). Limitez le temps passé devant le petit écran, sortez de chez vous et bougez.

Si vous avez une activité professionnelle très physique, déménageur par exemple, l'activité physique peut avoir un autre rôle que celui de favoriser votre sommeil. Il est important d'apprendre les bons gestes pour ne pas vous blesser en manipulant des charges lourdes. Cet apprentissage peut se faire dans une salle de sport : vous prendrez conscience des différents muscles que vous sollicitez et apprendrez la meilleure manière de les faire travailler sans les martyriser. Cela vous évitera de vous faire mal, et donc d'avoir des douleurs qui vous empêcheraient de dormir.

Dans tous les cas, votre activité physique de loisir doit être adaptée à votre besoin et à votre âge. Elle est particulièrement utile avec l'avancée en âge, lorsque le senior doit lutter contre la sédentarité. Une activité physique régulière et d'intensité modérée semble la plus efficace. L'intensité est considérée comme modérée si, au cours de l'activité physique, vous pouvez continuer à parler sans difficulté. Pendant une activité physique intense, la conversation devient difficile, elle est hachée par votre respiration. Le type d'activité physique dépend des goûts et des moyens de chacun. La marche régulière est l'activité physique minimale à laquelle tout le monde peut s'adonner. La Société américaine de cardiologie recommande 30 minutes d'activité physique modérée 5 jours par semaine ou 20 minutes d'activité physique intense 3 jours par semaine. Même si votre emploi du temps est surchargé, vous devriez réussir à dégager ces durées hebdomadaires.

Réalisées au plus tard 4 heures avant votre coucher, ces activités sont plus efficaces sur votre sommeil. Une pratique sportive plus tardive peut détériorer votre sommeil, surtout si elle génère le stress associé à la volonté de performance ou si elle est très intense. Dans ce cas, elle entraîne une augmentation importante de la température de votre organisme, retardant la chute nocturne de la température synchronisée avec votre endormissement. La pratique tardive sera tout de même préférable à l'absence d'exercice. Se dépenser physiquement est donc toujours conseillé, quelle que soit l'heure de sa pratique. Faites un sport que vous aimez, à l'heure que vous voulez, mais ne vous compliquez pas trop la vie pour l'organiser et l'inclure dans votre planning, sinon vous ne pourrez jamais le faire régulièrement et vous renoncerez vite.

Dormir grâce aux relations humaines

Être en lien avec les autres, connecté au monde qui nous entoure, est indispensable à l'animal social que nous sommes. Les interactions interpersonnelles font partie intégrante de notre équilibre, et donc de notre sommeil. La vie familiale ou professionnelle est le plus souvent riche de ces relations sociales. Malheureusement, dans certaines situations (perte d'emploi, divorce, départ à la retraite), ces interactions diminuent, souvent de façon insidieuse. La solitude vous envahit. Si vous n'avez discuté avec personne pendant la journée, cette solitude va être encore plus pénible la nuit. Si, en revanche, vous avez passé la journée entouré, sollicité, le calme de la nuit vous semblera un repos bien mérité, propice au bon sommeil. Vous devez vous organiser pour maintenir des relations sociales, et ces relations ne doivent pas être que virtuelles au travers d'une activité sur internet. Ce repli sur soi, doublé d'une activité essentiellement dématérialisée grâce au numérique, s'observe en particulier chez l'adolescent déscolarisé qui risque d'inverser son rythme veille-sommeil. La pratique d'une activité en groupe doit être encouragée, car elle évitera la désocialisation. Pour les seniors, les maisons de quartier offrent de nombreuses possibilités d'activités sociales, collectives, stimulantes. Le bénévolat est également une source d'enrichissement personnel. Le fait de partager de bons moments avec d'autres et de rire ensemble est un des meilleurs remèdes contre le mauvais sommeil. Posez-vous la question suivante : cette semaine, est-ce que j'ai ri avec quelqu'un ? Si la réponse est négative, vous pouvez chercher sur internet un « atelier du rire » près de chez vous.

Réfléchissez

Le sommeil sert essentiellement à votre cerveau. Il permet de consolider ce que vous avez appris durant la journée. Si vous n'avez rien appris, votre besoin de sommeil est moins intense. Il faut donc stimuler votre cerveau pendant la journée en ayant des activités qui sollicitent votre attention, votre réflexion et votre concentration, comme lire un journal ou un livre, faire des mots croisés, écrire, faire votre paperasserie, jouer aux cartes... Là encore, cette stimulation est constante sans que vous ayez besoin d'y penser quand vous êtes en période d'activité professionnelle ; arrivé à la retraite, vous devez continuer à faire travailler votre cerveau.

Sortez

Outre ces activités, la qualité du sommeil se construit dans la journée grâce à une exposition suffisante, en temps et en intensité, à la lumière. Vous devez donc sortir à l'extérieur au moins une fois par jour pour voir la lumière du jour, qui bloquera votre sécrétion de mélatonine. Malheureusement, et sans y prendre garde, vous passez souvent la journée sans savoir le temps qu'il fait dehors : de la maison à la voiture, puis au bureau, et retour. Pendant certaines périodes, en particulier l'hiver, vous quittez votre maison alors qu'il fait encore nuit et vous rentrez à la nuit. Pour profiter quand même de la lumière du jour, sortez systématiquement à la coupure de l'heure du déjeuner et faites quelques pas dehors.

Qui mange sainement dort bien

L'alimentation nous apporte trois types de nutriments : les protéines, les glucides et les lipides. Selon leur vitesse d'assimilation, les glucides sont dits rapides (aliments au goût sucré) ou lents (pain, céréales). Ils sont les composés énergétiques par excellence de votre alimentation, directement mobilisables par l'organisme, mais la montée du taux de sucre dans le sang favorise, au-delà d'une certaine valeur, l'assoupissement. Il est donc souhaitable que votre dîner soit plus riche en sucres que votre déjeuner.

Pour le petit déjeuner, la situation est différente. Vous sortez d'un jeûne de 7 heures ou plus, vous avez donc besoin de sucres. Préférez les sucres lents (pain, céréales), qui vous permettront de tenir la matinée, voire plus si vous faites la journée continue. Les sucres rapides peuvent conduire à un accès d'hypoglycémie en milieu de matinée.

Les sucres doivent être associés aux protéines, en particulier pour nos muscles, et aux graisses, plus énergétiques et plutôt orientées vers le stockage que l'emploi immédiat. Les protéines sont plus complexes à digérer. Elles génèrent un travail digestif plus important, qui s'associe à une production de chaleur notable. Les protéines ne favorisent donc pas l'endormissement. Il vaut mieux les consommer le matin ou à midi, et ne pas en prendre trop le soir.

Outre la composition de ce que vous mangez, la prise alimentaire elle-même interagit avec le sommeil. Si votre dîner a pris la forme d'un repas trop copieux, votre digestion est ralentie ; elle va vous empêcher de dormir. S'il est trop léger et pas assez riche en sucres, la faim risque de vous réveiller. Tout est affaire d'équilibre.

Pour la somnolence de la mi-journée, l'alimentation n'a pas un rôle très important. Certains mangent peu, car ils redoutent le coup de barre de 14 heures. Le fait de ne pas manger aggrave cette sensation de fatigue. Il vaut mieux manger un repas équilibré et faire 10-15 minutes de sieste si vous voulez être performant l'après-midi.

Boire et/ou dormir

Les boissons conditionnent notre sommeil, qu'elles soient stimulantes (café, thé, soda), apaisantes (tisane de valériane, de tilleul, de camomille) ou enivrantes (alcool).

La ressource énergétique fondamentale dans votre corps est l'ATP, l'adénosine triphosphate[1]. L'adénosine, libérée lors de l'utilisation de l'ATP, va se fixer sur des récepteurs neuronaux pour diminuer leur activité, les « endormir ». La caféine contenue dans les boissons stimulantes agit en bloquant l'action de l'adénosine au niveau de nos neurones. Ces derniers ne s'endorment plus pendant quelques heures.

La consommation mondiale de caféine est considérable, ce qui traduit sans doute un besoin largement répandu de lutter contre le sommeil de nos contemporains, indiquant par là que nos rythmes sociaux sont bien souvent incompatibles avec nos besoins spontanés de sommeil. L'action stimulante de la caféine dépend de la quantité absorbée qui arrive dans votre cerveau et de la quantité de vos récepteurs à l'adénosine. Nous présentons une sensibilité variable à l'action de la caféine. Certains sujets y sont très sensibles et doivent s'abstenir de toute prise de café, de thé ou de coca après 14 heures s'ils ne veulent pas affronter une nuit sans sommeil. D'autres peuvent boire un expresso avant d'aller dormir sans augmenter leur délai d'endormissement. Une consommation régulière de café, de

1. L'adénosine triphosphate dégage de l'énergie en libérant les atomes de phosphore ; elle se transforme donc en adénosine diphosphate (adénosine liée à deux atomes de phosphore), puis adénosine monophosphate, et enfin en adénosine seule.

thé ou de boissons énergisantes va naturellement diminuer votre sensibilité à la caféine grâce au mécanisme de l'accoutumance. La caféine contenue dans le thé est absorbée plus progressivement que celle contenue dans le café, ce qui donne une impression de moindre stimulation.

On trouve également de la caféine dans le chocolat. Si vous refusez une tasse de café mais que vous mangez une tablette de chocolat, vous prenez la même dose de caféine. À forte dose, la caféine a des effets secondaires neurologiques (insomnie, anxiété), digestifs (douleurs à l'estomac, remontées acides) et cardiaques (tachycardie, irrégularité du rythme cardiaque).

La tisane du soir agit à la fois par sa nature, si vous utilisez une plante sédative, et par le rituel apaisant qui entoure sa consommation : faire bouillir l'eau, boire à petites gorgées, commenter l'effet sédatif. Elle peut faire avantageusement partie du rituel, du sas de décompression qui prépare au sommeil.

L'alcool, le faux somnifère, est pris par certains insomniaques car, en effet, il fait dormir. À forte dose, il provoque même un coma, le coma éthylique. Mais le sommeil sous alcool est un mauvais sommeil, fragmenté par de nombreux micro-éveils, et il s'accompagne d'un plus grand nombre d'apnées. Quand vous avez bu, votre sommeil est plus « lourd » ; en fait, il est plus sonore, dira votre partenaire, car votre ronflement augmente beaucoup. Si vous faites du somnambulisme, l'alcool peut rendre vos accès plus violents.

Naturellement, quand vous allez faire la fête, vous passez outre toutes ces suggestions : vous dînez copieusement, avec apéritif, vin, café et digestif, et vous décalez votre heure de coucher. Mais vous devez savoir que le prix à payer est un réveil plus difficile le lendemain, et qu'une sieste sera nécessaire.

Une bonne sieste est une micro-sieste

Pour faire la sieste, Salvador Dalí, grand insomniaque, avait mis au point une méthode personnelle : il mettait une clé dans sa main et une assiette dessous. Quand il s'endormait, il lâchait la clé, qui tombait dans l'assiette, et le bruit le réveillait. Ce système, choisi intuitivement par l'artiste, montre bien que l'important dans la sieste n'est pas d'accumuler une grande quantité de sommeil, mais de lâcher prise un court instant. Chacun d'entre nous présente un fléchissement de la vigilance à la mi-journée, entre 13 et 15 heures. Faire une sieste après déjeuner ne consiste pas à accumuler du sommeil comme on remplit un réservoir d'essence. La sieste est un moment qui va permettre une mise au repos de vos systèmes d'éveil, lesquels ne peuvent pas faire la journée continue : ils ont besoin d'une pause.

Pour faire cette courte sieste salutaire, installez-vous confortablement dans un endroit tranquille. Si vous avez un bureau fermé, il fera l'affaire. Si vous travaillez dans un open space et que vous n'avez pas la possibilité de vous isoler, vous pouvez vous rabattre sur votre voiture ou sur un bar à sieste. Mettez votre portable en mode avion et réglez le réveil sur 10 ou 20 minutes, selon le temps dont vous disposez. Si vous n'avez pas l'habitude de faire la sieste, vos premières tentatives vous sembleront peut-être inutiles, voire énervantes. Il faut les rendre le plus agréables possible en écoutant votre musique apaisante favorite ou en essayant de vous remémorer un souvenir agréable. Fermez les yeux, décontractez-vous et ne pensez à rien… ou à vos prochaines vacances. Progressivement, vous apprendrez à faire la sieste et vous en ressentirez les bienfaits, surtout si vous avez constaté sur votre agenda de sommeil que vous êtes souvent en dette de sommeil. Si, au réveil de la sieste, vous vous sentez endormi, plus fatigué qu'avant la sieste, vous devrez la raccourcir. En effet, vous vous êtes probablement endormi profondément et, à votre réveil, vous ressentez l'inertie du sommeil. Vous devez impérativement vous limiter à une micro-sieste.

Cette courte séance de repos n'aura donc aucune répercussion sur votre sommeil de nuit. Bien entendu, vous pouvez faire, comme les enfants en bas âge, une longue sieste dans l'après-midi. Cependant, elle doit vous permettre soit de récupérer une importante dette de sommeil, soit de bien profiter de la soirée à venir. Si vous avez fait une sieste de 14 heures à 15 h 30, n'allez pas vous coucher à 21 h 30, car vous ne parviendrez pas à vous endormir.

Se préparer à dormir

Rater sa préparation au sommeil revient à se préparer à rater son sommeil.

Si vous êtes en dette de sommeil, cette préparation n'est pas nécessaire. Vous avez tellement sommeil qu'il vous suffit de poser votre tête sur l'oreiller pour vous endormir.

Si vous n'avez pas de sommeil en retard, votre activité doit s'arrêter progressivement avant l'heure de votre coucher. Vous ne pouvez pas passer directement d'une stimulation intense au sommeil. Il faut toujours vous ménager un sas de décompression. Vous devez ressentir de plus en plus fortement l'envie de dormir. Le plus court chemin vers le sommeil passe par une activité monosensorielle. En clair, un seul de vos sens doit être stimulé. Ainsi, lire ne stimule que votre vision, écouter de la musique ne stimule que votre audition, effectuer des postures de yoga ne stimule que vos sensations corporelles (somesthésie). Ces activités permettent à tous vos sens non mobilisés de commencer à s'endormir puisqu'ils ne sont plus stimulés. En revanche, quand vous regardez la télévision, vous stimulez deux sens : votre audition et votre vision. Quand vous surfez sur le net, vous stimulez deux ou trois sens : votre vision et votre sensibilité tactile *via* la souris ou le clavier, voire, selon les cas, votre audition. Les jeux en ligne sont naturellement peu propices au sommeil. Non seulement ils sollicitent tous les sens, mais ils surstimulent le joueur, qui est galvanisé lorsqu'il gagne et exaspéré lorsqu'il perd.

Si vous voulez faciliter votre endormissement, ne passez pas votre soirée à tenir de grandes discussions sur les problèmes de votre vie ou de votre couple. Souvent, les parents disent : « On en parlera ce soir, quand les enfants seront couchés. » Ce n'est pas une bonne idée. Le soir, vous ressentez la fatigue de la journée et vos idées ne sont pas forcément très claires. Si la discussion tourne mal, vous risquez d'avoir des problèmes pour vous endormir. Souvent cependant, il est difficile d'éviter de participer à des discussions ou à des réunions importantes le soir ou en toute fin d'après-midi : réunion de copropriétaires, réunion de bureau, de club ou d'association, réunion syndicale… Essayez de prévoir un sas de décompression à la fin de ce type de discussion, éventuellement grâce à une petite marche à l'extérieur. Ne vous mettez pas au lit tout de suite, car le risque de rumination est trop important. S'il s'agit d'une discussion avec votre partenaire, ne continuez pas la discussion dans le lit.

Si néanmoins vous vous mettez à ruminer dès la lumière éteinte, prenez le temps de vous relever et de noter sur un papier les différents passages de la réunion ou de la conversation qui vous taraudent, ce que vous avez dit et ce que vous vouliez dire. Cette mise à l'écrit permettra une mise à distance et vous aidera à aborder votre sommeil de façon plus sereine.

Une chambre comme une invitation au sommeil

Votre lit ne doit pas être une annexe de votre bureau. Si vous profitez de vos premières minutes dans le lit pour faire le point sur la journée écoulée et le planning du lendemain, vous avez choisi le mauvais endroit. Vous auriez intérêt à vous livrer à ce genre de tâche avant d'aller au lit, et dans une autre pièce. Notez le planning à venir, faites des listes par écrit de choses à ne pas oublier avant de vous coucher pour que cela ne vous occupe plus l'esprit lors de votre endormissement. Écrire vous permet de mettre les pensées en sécurité face à l'oubli, elles n'ont donc plus besoin d'occuper votre cerveau puisqu'elles sont sur le papier. L'expression « se retirer dans sa chambre » traduit une séparation que vous devez aménager entre votre lieu de sommeil et vos activités professionnelles et de loisir. Mieux vaut laisser votre tablette, votre Smartphone et autres ordinateurs dans une autre pièce. Pour ceux qui utilisent une application de mesure du sommeil avec leur Smartphone, il faudra passer ce dernier en mode avion.

Avec le début de la nuit, votre température centrale va diminuer progressivement, vous donnant le signal qu'il est l'heure d'aller vous mettre dans votre lit. Pour que votre température chute, il faut que votre chambre ne soit pas trop chaude, surtout si vous aimez bien vous endormir enfoui sous la couette. Une température de 18 à 20 degrés Celsius au maximum est recommandée pour accompagner le rafraîchissement de votre organisme. Au-delà, la chaleur empêchera la baisse de votre température corporelle.

Faire silence !

Pour dormir correctement, vos systèmes sensoriels ne doivent pas être stimulés. Les répercussions des bruits sur le sommeil ont fait l'objet de très nombreuses études. L'Organisation mondiale de la santé recommande de ne pas dépasser le seuil de 45 décibels dans la chambre à coucher. L'environnement urbain est générateur de bruits auxquels vous êtes partiellement habitué, ce qui fait que vous ne les percevez plus consciemment. Mais, même perçus inconsciemment, les bruits qui résonnent pendant votre sommeil entraînent des micro-éveils que l'on peut voir sur les enregistrements de votre activité électrique cérébrale. Votre cerveau les traite sans vous réveiller, mais cette activité cérébrale fragmente votre sommeil. Cet environnement nocturne bruyant peut être responsable d'une fatigue diurne. Naturellement, si vous travaillez la nuit et que vous dormez la journée, les bruits participent à l'altération de votre sommeil. Pour votre cerveau, la signification des bruits est très importante dans leur caractère éveillant : un nourrisson qui gémit réveillera ses parents alors qu'ils n'entendent plus le camion-poubelle du petit matin depuis longtemps ; le bruit des voisins peut devenir une source de stress et d'insomnie, surtout si vous avez l'impression qu'ils le font exprès ; les acouphènes, sensations auditives non liées à un bruit extérieur, vont sembler s'intensifier au moment du coucher quand les bruits extérieurs diminuent.

Pour lutter contre le bruit, plusieurs possibilités s'offrent à vous. Faites en sorte de diminuer leur intensité si vous le pouvez. Demandez à vos enfants de baisser le son de la musique dans leur chambre. Isolez votre chambre (double vitrage, rideaux épais) ou portez des bouchons d'oreille, en mousse ou en cire (ils diminuent l'intensité sonore de 25 à 35 décibels). Si vous en portez habituellement, vous serez plus sensible aux bruits les soirs où vous les aurez oubliés. C'est un peu comme quand un parent qui vit dans un endroit totalement silencieux vient dormir chez ses enfants en plein centre-ville. Le lendemain, il se demande comment ses enfants peuvent dormir dans un tel environnement sonore.

Une solution peut aussi être d'écouter un « contre-bruit », c'est-à-dire un bruit agréable dont l'intensité va masquer le bruit qui vous dérange (bruit d'eau, bruit de la mer, musique), ou de porter un casque actif qui va faire disparaître le bruit environnant. Le casque analyse les bruits de votre environnement et génère un bruit en opposition de phase : les deux bruits (environnement et casque) additionnés s'annulent. La première solution est souvent utilisée par les sujets qui souffrent d'acouphènes. La seconde solution est très utilisée par les sujets qui veulent écouter de la musique dans un environnement sonore, par exemple les transports en commun ; plutôt que d'augmenter le niveau sonore de leur musique, ce système supprime le bruit environnant.

Diminuer la signification négative d'un bruit est plus compliqué. Vous devez essayer d'associer à un bruit régulier une signification positive pour le sommeil, un peu comme s'il s'agissait d'une berceuse. Vous essayez de ne plus faire attention aux bruits. Certaines mamans parviennent à ne plus entendre les bruits de leurs enfants par exemple.

L'obscur sommeil qu'on désire

La lumière peut également constituer une nuisance pour votre sommeil. Avant l'endormissement, il vaut mieux que la lumière devienne tamisée et plutôt chaude (jaune). Il faut éviter d'avoir trop de lumière dans la chambre, comme un réveil à affichage lumineux et différents appareils en veille. L'éclairage urbain peut nécessiter des volets ou des rideaux épais, très occultants. Cependant, vous pouvez aussi mal supporter l'obscurité totale, surtout si vous vous levez souvent la nuit ou si vous êtes anxieux. Le port d'un masque anti-lumière permet à des personnes dont la sensibilité à la lumière est très différente pendant le sommeil de demeurer dans la même chambre.

Le lit, en tant que meuble, a lui aussi une incidence sur la qualité de votre sommeil. En tout cas, c'est le discours que tiennent les marchands de literie. Ils vous expliquent souvent que le mauvais sommeil repose sur un mauvais matelas. C'est partiellement vrai.

Votre literie doit être de qualité et adaptée à votre colonne vertébrale. Si vous n'avez pas de douleurs au dos, la qualité de votre lit aura moins d'influence sur votre sommeil. Des douleurs dorsolombaires ou cervicales fréquentes et importantes doivent vous inciter à adapter votre couchage (sommier, matelas, oreiller) pour ne pas fragmenter votre sommeil par des sensations douloureuses et vous lever courbatu le lendemain. Le choix de votre literie dépend de nombreux paramètres : votre poids (un matelas ferme pour quelqu'un de léger sera mou pour quelqu'un de lourd), votre façon de dormir (si vous êtes très agité et que vous êtes en couple, il vaut mieux que les deux couchages soient indépendants), votre propension à avoir très chaud et à transpirer facilement (les matelas à mémoire de forme, plus enveloppants et thermosensibles, vous sembleront désagréables). La présence d'acariens dans votre matelas peut altérer votre sommeil, surtout si vous avez des allergies. L'entretien de la literie et l'aération régulière de la chambre sont naturellement indispensables.

La télévision a envahi les chambres. Si vous avez des problèmes de sommeil, il vaudrait mieux qu'elle quitte la vôtre. La petite lucarne fait partie des faux amis du sommeil. Beaucoup d'entre vous s'endorment devant la télévision. Depuis qu'elle a été placée au pied du lit, vous vous endormez le plus souvent devant elle. Quand vous regardez la télévision, vous ne pensez plus à vos problèmes du quotidien, et donc vous vous endormez facilement. Vous croyez démarrer votre nuit en vous assoupissant devant votre émission préférée, mais il n'en est rien. En réalité, vous allez le plus souvent faire une grosse sieste, puis vous réveiller. Vous sortirez probablement de ce premier sommeil à cause de la publicité, son intensité sonore étant supérieure à celle des émissions. Ce premier sommeil de début de soirée ne favorise pas le rendormissement. D'abord, il est perturbé par de nombreux micro-éveils liés aux bruits et à la lumière. Vous faites un mauvais premier sommeil et, en même temps, vous diminuez la pression du sommeil grâce à ce premier faux sommeil. Résultat, après ce premier réveil, vous n'avez plus assez sommeil pour vous rendormir. Le risque est grand de rester ensuite réveillé pendant des heures, à zapper régulièrement. La télévision et le sommeil entretiennent de très mauvais rapports. En résumé, mettez la télévision où vous voulez, mais ne dormez pas devant !

Un réveil en douceur

Quand vous vous réveillez, si vous vous sentez en pleine forme, vous n'avez aucun doute sur la bonne qualité de votre sommeil. Ce n'est pas forcément vrai. C'est bien plutôt la qualité de votre réveil que vous jugez. Certains ont des réveils long et laborieux, même si leur nuit a été parfaite. Cela s'appelle l'inertie du sommeil. Nous sommes pour la plupart des habitués du caractère progressif de l'endormissement et du caractère brutal du réveil pour respecter les horaires de notre vie. Pourtant, le réveil réclame lui aussi une certaine progressivité, surtout s'il est imposé par des contraintes sociales.

Bien sûr, plus vous manquez de sommeil, plus l'inertie est puissante, plus votre réveil se fait par étapes. Le réveil sonne. Vous l'arrêtez et vous vous rendormez. Dix minutes plus tard, il sonne à nouveau. Vous répétez peut-être la manœuvre. Lorsque vous allez finir par vous extirper de votre lit, vous ne vous sentirez ni en pleine forme ni même vraiment reposé. Vous reprendrez le cours de votre vie éveillée comme à regret.

Ces difficultés sont plus marquées si vous êtes du soir, puisque vos systèmes de sommeil ont du mal au démarrage, ce qui explique votre endormissement tardif. Le réveil des adolescents, qui sont souvent du soir, est fréquemment laborieux, à l'inverse de celui des seniors, qui sont plus souvent du matin. Un réveil en fanfare par la sonnerie plus ou moins intense du réveil est le plus ordinaire dans nos vies aux horaires contraints. Pourtant, il n'est pas le plus efficace. La lumière est beaucoup plus propice à un éveil paisible. Pour vous réveiller complètement, elle peut être une aide précieuse, surtout si vous avez le réveil difficile. C'est l'intérêt des simulateurs d'aube. La lumière d'intensité progressive, qui s'allume dans votre chambre grâce à une programmation, va arrêter la sécrétion de mélatonine. En revanche, la sécrétion de cortisol va augmenter, de même que votre température centrale. Toutes ces conditions favorisent un éveil de qualité. S'exposer à la lumière du jour dès le matin est aussi efficace mais difficile en hiver, et dépend de vos horaires.

La régularité de l'heure du lever va faciliter le réveil spontané, qui est sans conteste le meilleur des réveils. C'est le réveil dont chacun rêve : il fait sortir naturellement du sommeil, sans sonnerie ni brutalité, et traduit que vous en avez fini du sommeil et que votre organisme réclame le réveil, de la lumière, de la conscience et de l'action.

Pour renforcer votre réveil, vous pouvez pratiquer une activité physique simple, comme quelques mouvements de gymnastique de « réveil musculaire » ; ces exercices reviennent à faire un peu plus que de s'étirer le matin. Ils vont participer au « dérouillage matinal » et à l'augmentation de votre température centrale, et ils vous mettront en appétit pour le petit déjeuner. La douche chaude, qui fait monter votre température centrale, est préférable à la douche froide, qui vous réveille par le stress qu'elle procure.

Maîtriser l'irrégularité

Si la régularité de votre rythme veille-sommeil est le premier élément d'un bon sommeil, elle ne peut pas être toujours respectée : vous pouvez faire la fête, avoir des périodes très intenses et très accaparantes dans votre travail, des compétitions sportives, des soucis familiaux... Vous allez malmener votre rythme veille-sommeil, car la vie n'est pas toujours un long fleuve tranquille. Il est aussi possible que vous n'ayez aucune envie d'une vie monacale au rythme immuable. Dans les moments où vous rompez votre régularité, vous avez souvent autre chose à faire qu'à penser à votre sommeil. Pourtant, quand vous retrouvez votre lit, vous ne vous préoccupez plus que de retrouver le chemin de votre sommeil. Vous ne pensez qu'à lui, mais il ne vient pas. Vous êtes empli de pensées stressantes sur votre incapacité à gérer le lendemain si vous ne parvenez pas à dormir. Comme les sportifs qui s'entraînent pour une compétition, vous devez vous entraîner à minimiser les conséquences de la dette de sommeil sur votre état général. Les coachs sommeil sont de plus en plus nombreux dans les milieux sportifs. Le livre de Nick Littlehales[1] témoigne de cette nouvelle génération de conseillers dédiés au bien-être. Il insiste sur le caractère cyclique du sommeil, avec des cycles de 90 minutes, et il propose une segmentation des 24 heures en cycles de 90 minutes pour conditionner nos phases d'activité et de repos. Cependant, si la notion de cycle est importante, la généralisation à 90 minutes n'est pas forcément adaptée à tous les êtres humains et à tous les âges.

Pour gérer le mieux possible ces situations de vie au rythme anarchique, il faut raccourcir le délai d'endormissement et, éventuellement, la durée de sommeil lent léger au profit du sommeil lent profond. D'autre part, il faut apprendre à récupérer sur un temps court quand l'occasion se présente. Tous les navigateurs en solitaire ont appris à gérer leur sommeil, puisque leur vie en dépend.

Pour raccourcir les délais d'endormissement, le moyen le plus simple est d'être en dette de sommeil. C'est ce que font les navigateurs. La première nuit de course, ils ne dorment pratiquement pas, et cette dette n'est pas vécue comme un stress, mais comme une étape. Lorsque vous vous retrouvez en manque de sommeil, ne cherchez pas à vous coucher tôt coûte que coûte. Faites plutôt quelque chose de répétitif qui réclame une attention visuelle, mais pas sur un écran. Vous allez sentir vos yeux qui piquent, vous aurez envie de les fermer et de dormir. L'objectif est de sentir que vous allonger pour dormir va être un plaisir simple correspondant à une sensation de bien-être, et non une attente inquiète du sommeil. Il y a fort

1. N. Littlehales, *Sleep Redefine Your Rest, for Success in Work, Sport and Life,* Eds Penguin Life, 2016.

à parier que vous serez dans les bras de Morphée avant même de toucher le lit. Ne vous forcez pas à aller au lit tant que vous ne sentez pas le sommeil monter en vous. Après quelques nuits où vous vous serez obligé à faire attention à ces sensations, vous percevrez mieux les signes de l'envie de dormir. La dette de sommeil, si elle ne vous stresse pas, est le meilleur somnifère.

Quand la vie vous a mis en dette de sommeil, vos systèmes d'éveil ont été mobilisés davantage qu'en temps normal. Il faudra prévoir dans la journée des « sommeils flashs ». Ces moments ne sont pas forcément des séquences de sommeil, plutôt des épisodes de lâcher-prise où vous n'êtes plus vraiment là, même si vous ne dormez pas complètement. Ces épisodes seront courts : 10 à 20 minutes, parfois moins. Ils remplacent avantageusement la prise d'une cigarette. Il est conseillé de le faire avant une situation qui va vous demander un gros effort d'attention. Si vous avez une réunion importante en fin de matinée, prévoyez 10 minutes de pause 1 heure avant plutôt que de la préparer jusqu'à la dernière minute. Vous serez beaucoup plus performant après cette pause. Si votre dette de sommeil est importante, vous aurez intérêt à prévoir quatre ou cinq pauses dans la journée. Ainsi, vous ne subirez plus les coups de fatigue à des moments inopportuns et des hyper-éveils alors que vous pourriez dormir. Vous « agirez votre sommeil », vous ne le subirez plus.

Nous dormons tous ensemble

Parler de votre sommeil comme si vous étiez le seul concerné, c'est comme parler de votre sexualité comme si celle de votre partenaire n'existait pas, comme si les codes sociaux de la sexualité n'existaient pas. Le sommeil n'est pas un comportement solitaire, mais un comportement collectif. Vous ne dormez pas seul, mais avec les autres, dans votre lit, dans votre maison, dans votre ville et, surtout, dans votre tête, avec tous ces sommeils partagés depuis votre enfance.

L'initiation au sommeil

Votre premier sommeil, ce sont vos parents qui vous l'ont appris. Comment s'y sont-ils pris ? Vous avez oublié. Essayez de vous le faire raconter, vous en aurez besoin pour l'apprendre à vos enfants ou à vos petits-enfants.

Marie Rose Moro, professeur de psychiatrie de l'enfant et de l'adolescent, chef de service de la Maison des adolescents de Cochin-Maison de Solenn (Paris), et son équipe décrivent, par l'étude des techniques de maternage, cet apprentissage du sommeil par les mères[1]. Le terme « maternage » correspond aux pratiques de soins dispensées aux bébés et aux jeunes enfants, pratiques fondées sur les besoins de l'enfant.

Votre sommeil, quand vous étiez bébé, s'est développé progressivement au travers d'une interaction forte, le plus souvent avec votre mère.

Cette interaction varie selon les cultures et les régions du globe. En Occident, elle s'exerce à distance par la voix et le regard, interaction dite distale. Le bébé s'endort dans son berceau, la mère lui chantant une berceuse. Cette façon d'endormir les enfants est apparue en

1. L. Bouche-Florin, J. Ayosso, R. Riand et M.R. Moro, « Dormir ici et ailleurs. Approche transculturelle du sommeil du nourrisson et de ses troubles », *Spirale* n° 34 (2005) 151-164.

France au cours du Moyen Âge. Dans d'autres régions du monde, l'interaction est plus proximale, l'enfant s'endort au contact de sa mère, peau contre peau. Le co-sleeping est donc la règle. Cet apprentissage de la façon d'apaiser le bébé et de l'endormir dépend donc de votre culture. Lors de cet apprentissage, l'enfant n'apprend pas seulement à dormir, il s'imprègne des idées que ses parents se font des enfants en général et de lui en particulier. Ces idées et ces techniques sont transmises de génération en génération. Ce berceau culturel, comme l'appelle le professeur Moro, constitue un ensemble de représentations que les parents ont de l'enfant. Celui-ci va venir dormir dans ce berceau culturel, depuis lequel il va progressivement découvrir le monde. À cet âge, le monde n'est inquiétant pour l'enfant que s'il inquiète sa mère ou que s'il ne la ressent plus. La plus grande distance qu'il y a, en Occident, entre la mère et l'enfant permet de comprendre l'apparition du doudou, cet objet transitionnel qui permet de « symboliser la réunion protectrice avec la mère ». Le remplacement de la berceuse chanté par la mère ou par le père par une boîte à musique appauvrit le sens et le lien de ce moment transitionnel, avec souvent une grande perte d'efficacité sur l'endormissement. N'hésitez donc pas à chanter à vos enfants…

Apprendre à dormir

Cet apprentissage dans les sociétés traditionnelles était collectif : le groupe, en particulier les commères (co-mères : mères avec), aidait la jeune mère à mettre en place toutes ces techniques d'apprentissage du sommeil. Cette transmission est plus complexe dans notre société de familles nucléaires, et l'apprentissage du sommeil n'a pas grand-chose à voir avec la transmission des gestes techniques conseillés par les professionnels à la sortie de la maternité.

Il n'est pas question ici de vous donner une technique pour endormir votre bébé, puisqu'elle dépend de votre culture. Le co-sleeping n'est pas bien ou mal. Cette technique est rassurante, dans certaines cultures, car elle traduit le rôle protecteur de la mère : je suis avec ma mère, je ne crains personne. Rassuré, le bébé peut partir à la conquête du monde. En revanche, si la mère pratique le co-sleeping pour apaiser une angoisse du monde extérieur ou son anxiété pour la santé de son enfant, cette angoisse va être perçue par le bébé, qui va s'accrocher à elle, retardant d'autant l'acquisition de son autonomie.

Cet apprentissage est long. Pendant les trois premiers mois, le bébé est totalement dépendant de ses parents. Vous communiquez avec lui bien plus par le son et le toucher que par la vision, qui est en cours de mise au point, car un bébé voit flou. Vos rythmes s'installent ensuite, mais ils restent fragiles les trois premières années, avant de se stabiliser jusqu'à la puberté. Vos rythmes sont donnés par vos parents, éventuellement par vos frères et sœurs. Si les parents se séparent, les rythmes des enfants seront plus difficiles à gérer. Dans les familles recomposées, la recomposition du bien-dormir ne va pas de soi. Il faut que les adultes y pensent pour assurer la régularité du tempo et l'harmonisation de tout le groupe.

Le sommeil rêvé des ados

À partir des récits que vos parents vous ont racontés et les héros que la société vous a montrés au cinéma, à la télévision, dans les livres, vous allez construire votre société idéale, votre utopie : « Je veux être Zorro », « Je veux être Batman », « Je veux être JR »... Ces récits font le miel de vos rêves. Les personnages qui vous ont marqué sont modifiés dans vos rêves, ils se recomposent. Votre utopie n'est plus celle de vos parents. Les adolescents rêvent beaucoup ! Ils ont leur monde à construire. Il faut valoriser leur sommeil comme un comportement bénéfique, voire agréable. À l'adolescence, vos enfants sont confrontés à d'autres manières de dormir. Ils vont dormir en groupe, en colonie de vacances par exemple, dans d'autres familles, celles des copains et des copines, et ils finiront par dormir en couple. Associée à la réorganisation cérébrale, cette hétérogénéité des façons de dormir explique la fréquence des troubles du sommeil à l'adolescence. Les jeunes sont confrontés à de nombreux rythmes veille-sommeil, et la régularité des horaires de coucher et de lever est souvent mise à mal. Il n'empêche : toutes les façons de dormir ne se valent pas. Les meilleures pour vous resteront sans doute celles que vous avez apprises dans l'enfance. C'est là le rythme dont vous êtes fait. Par la multitude d'expérimentations qu'elle permet, notre société multiculturelle est une chance, mais « liberté de dormir comme je veux » ne veut pas dire « négligence de mon sommeil ». Notre sommeil est toujours fragile. À trop le malmener, il se casse. De même qu'il existe des campagnes d'information sur l'alimentation, il faut développer les campagnes d'information sur le sommeil.

Négliger le sommeil a un coût social

La société actuelle nous incite plus à consommer jour et nuit qu'à dormir. Il existe bien des produits pour accompagner votre sommeil (literie, objets connectés), mais ce marché reste marginal. À l'évidence, vous consommez plus quand vous êtes éveillé ! Pour faire de vous un consommateur en continu, la société va vous offrir les moyens d'être toujours stimulé. Elle crée de la dette de sommeil, par exemple, en multipliant le travail à horaires décalés. Plus de 6 millions de personnes en France sont concernées. Pourtant, lorsque vous travaillez quand les autres dorment et que vous dormez quand tout le monde est debout, la société ne vous donne pas l'astuce pour trouver un rythme veille-sommeil qui s'harmoniserait avec les autres membres de votre famille par exemple. Elle vous laisse vous débrouiller. La collectivité ne valorise pas les sommeils flashs, contrairement aux pays asiatiques, comme le Japon, où la sieste est très valorisée. C'est dans ce pays une longue tradition de faire une sieste éclair dans les transports en commun ou même au travail, derrière la caisse du magasin. De même, les activités de loisir qui se prolongent jusqu'à l'aube sont beaucoup plus fréquentes en France qu'en Chine.

Notre société organise nos rythmes sociaux — rythme scolaire et calendrier des vacances des enfants, rythme du travail, rythme des loisirs —, mais rien n'est prévu pour nos rythmes de sommeil. Ainsi serait apparue une nouvelle souffrance, le « jetlag social ». Elle repose sur l'allongement des heures de veille associé à la surconsommation de stimulants (café, nicotine…) et de loisirs numériques, comme les jeux en ligne.

Si vous dormez mal, ce n'est pas une simple difficulté personnelle, mais le résultat d'un comportement collectif. Cette réflexion a fait l'objet, en 2016, d'un rapport présidé par le professeur Damien Leger et le docteur Jean-Pierre Giodanella[1]. Pour les rapporteurs, « l'accès à un sommeil de qualité est également une question de justice sociale ». Les auteurs précisent : « Les évolutions contemporaines du sommeil sont ainsi au centre de la production des inégalités sociales. Il serait légitime pour les pouvoirs publics de mettre en place des messages pour le grand public, comme ils l'ont fait par exemple pour l'obésité. La nécessité d'un temps d'arrêt pour le corps a des conséquences sur les autres aspects de la vie sociale. Le bon sommeil constitue un bien commun dont il faut garantir l'égal accès à tous. »

Ce rapport souligne la nécessité de prendre conscience de l'aspect collectif du sommeil et de la nécessité d'une politique publique de sensibilisation des différents acteurs du vivre ensemble. Comme le soulignait Alice Béja en 2014, le temps social associe un temps « plein » d'activités diverses et un temps « creux », celui du repos, de l'inactivité et du sommeil[2] : « Les politiques temporelles, encore peu visibles, vont au-delà du simple aménagement des horaires : elles sont fondamentales si l'on veut considérer la société non plus comme l'alignement de tous sur un rythme unique, mais comme une articulation des temps de chacun dans des espaces parfois conflictuels. »

1. D. Léger, J.P. Giordanella, D. Frioux, T. de Saint Pol, A. Hardy et P. Hebel, « Retrouver le sommeil, une affaire publique », Terra Nova, 25 avril 2016.
2. A. Béja, « Les territoires du temps », *Esprit,* 2014/12.

L'impact économique du mauvais sommeil commence à être évalué en termes de santé publique : accidents de travail, absentéisme… La dégradation environnementale par nuisances sonores et lumineuses commence à être combattue. Il est sans doute temps pour les dormeurs que nous sommes de nous engager dans la vie de la société pour faire grandir l'idée qu'une politique du bien-dormir doit se développer. Pour ne plus subir un mauvais sommeil.

Annexe
Du neurone au cerveau : un survol de l'organisation de notre système nerveux

Qu'est-ce qu'un neurone ?

Les cellules nerveuses, ou neurones (*figure 4*), sont constituées d'un corps cellulaire et de prolongements comprenant l'axone, unique, et les dendrites, en général multiples. Les dendrites reçoivent des informations provenant des autres neurones. L'axone transmettra l'information aux autres neurones parfois sur une longue distance, plusieurs dizaines de centimètres… L'axone des neurones composant votre nerf sciatique commence au niveau lombaire de la colonne vertébrale pour se terminer au bout du pied, soit, à l'âge adulte, une longueur de plus d'un mètre ! L'axone est parcouru par des signaux électriques : les potentiels d'action. Arrivés à la terminaison de l'axone, ces potentiels vont provoquer la libération de substances chimiques appelées « neuromédiateurs ». Ces derniers sont libérés au niveau des synapses (zone de jonction entre deux neurones) et provoquent une modification du potentiel électrique transmembranaire des neurones post-synaptiques, modification qui est une dépolarisation pour les synapses excitatrices et une hyperpolarisation pour les synapses inhibitrices. Cette modification du potentiel sera conduite au point de départ de l'axone et sera additionnée avec toutes les autres variations issues des autres synapses pour être transformée en potentiels d'action, qui seront conduits par l'axone aux neurones suivants. Chaque neurone est un calculateur. Il va additionner les modifications de potentiel survenues au niveau de chaque synapse, et chaque neurone possède plusieurs milliers de synapses. La puissance de calcul de votre cerveau, dont le nombre de neurones dépasse les 15 milliards, est considérable !

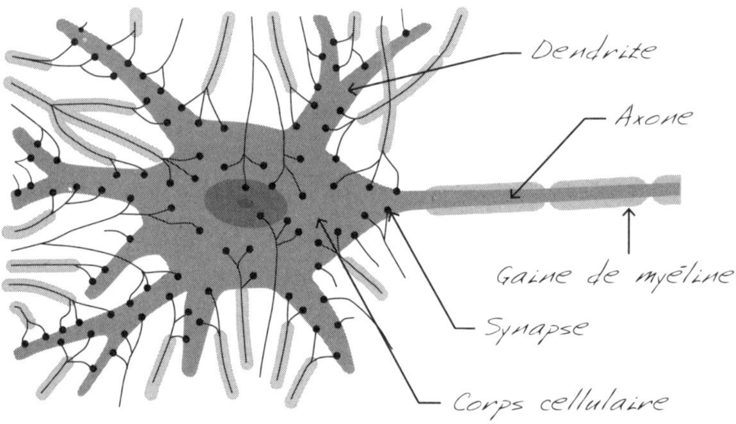

Figure 4 : vue schématique d'un neurone.

Pour accélérer le transport des potentiels d'action sur les axones, ces derniers sont entourés d'une gaine isolante constituée de lipides (la graisse est un bon isolant). Cette gaine, dite de myéline, est responsable de la couleur blanche des parties du système nerveux où les axones se regroupent. Par opposition, les corps cellulaires des neurones apparaissent plus gris, d'où l'appellation « substance grise » pour les régions du cerveau où les neurones sont regroupés : cortex cérébral, noyaux gris centraux...

La découverte des neuromédiateurs a permis l'essor de la neuropharmacologie : anxiolytiques, antidépresseurs, somnifères, etc., vont agir sur les récepteurs post-synaptiques pour modifier le fonctionnement des neurones.

Avec les progrès de la recherche, de nombreux neuromédiateurs (plus de cent) ont été découverts, mais certains sont naturellement très abondants ou très importants dans le fonctionnement de notre cerveau.

- La noradrénaline est un neuromédiateur d'un noyau appelé « locus cœruleus ». Elle nous éveille : la décharge d'adrénaline, cousine germaine de la noradrénaline, sécrétée par nos glandes médullosurrénales, au-dessus du rein, est recherchée par les amateurs d'hyper-éveil...
- L'acétylcholine, un neuromédiateur de divers noyaux du tronc cérébral, a une grande capacité d'activation du cortex cérébral. L'atteinte des neurones cholinergiques est impliquée dans la maladie d'Alzheimer.
- La dopamine est plus impliquée dans l'attention et la motivation que dans les états de veille et de sommeil. La disparition des neurones dopaminergiques est responsable de la maladie de Parkinson.
- L'histamine, neuromédiateur de neurones de l'hypothalamus, est impliquée dans l'éveil ; cela explique que

les antihistaminiques utilisés pour traiter les allergies donnent de la somnolence.

- L'hypocrétine est un autre neuromédiateur des neurones de l'hypothalamus impliqué dans l'éveil et la prise alimentaire ; elle s'appelle aussi « orexine ».
- La sérotonine est un neuromédiateur de neurones de noyaux du tronc cérébral, les noyaux du raphé. Elle est très impliquée dans la préparation du sommeil lent, dans la régulation de l'humeur et dans la régulation des messages douloureux. Les antidépresseurs dits sérotoninergiques, comme le Prozac, augmentent la durée d'action de la sérotonine.
- L'acide gamma-aminobutyrique (GABA) est un neuromédiateur très répandu au sein du système nerveux central. Il sert à inhiber, à arrêter le fonctionnement de certains neurones. Il est très impliqué dans l'arrêt des systèmes d'éveil lors du sommeil.
- L'acide glutamique est un neuromédiateur très répandu au sein du système nerveux central qui sert à transmettre l'excitation d'un neurone à l'autre.

Qu'est-ce que l'encéphale ?

Ces neurones vont s'organiser en vastes réseaux, en particulier au sein d'une structure, l'encéphale, qui nous permet de diriger notre comportement. L'encéphale comporte deux grandes régions, le tronc cérébral et le cerveau.

- C'est par le tronc cérébral qu'entrent et sortent toutes les informations pour notre cerveau. Outre ces voies « blanches », il contient un grand nombre de noyaux, qui vont être impliqués dans la régulation de notre vie végétative (rythme cardiaque, respiration, tension artérielle, rythme veille-sommeil).

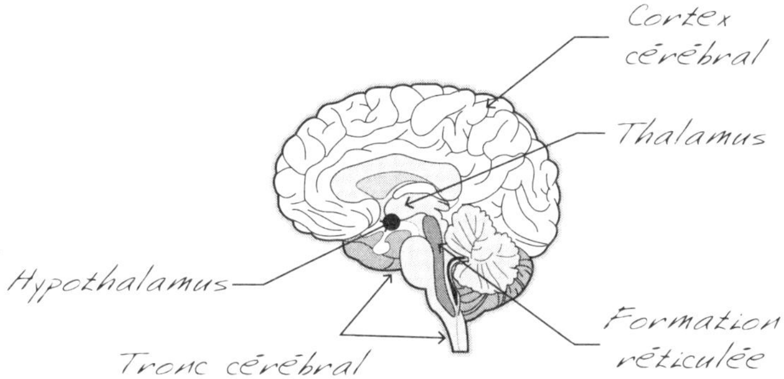

- Le cerveau comprend :
  — les noyaux gris centraux, dont le thalamus, principal relais pour toutes les informations sensorielles qui nous parviennent du monde extérieur. Naturellement, lorsque nous voudrons dormir, donc nous couper au moins partiellement du monde extérieur, il faudra que ce noyau modifie son fonctionnement. Sous ce noyau, la région hypothalamique est capitale dans l'organisation de nos rythmes biologiques, en particulier de nos rythmes hormonaux. Cette région hypothalamique est étroitement connectée avec une glande, l'hypophyse, qui régule l'ensemble de nos sécrétions hormonales.
  — le cortex cérébral, bande de 5 à 6 millimètres d'épaisseur de substance grise qui contient près du quart de nos neurones. Le cortex est divisé

en cartes où sont effectués des traitements de complexité variable : cartes sensitivo-sensorielles primaires, qui reçoivent les informations du monde extérieur, puis cartes qui traitent plus en profondeur ces informations (carte de la reconnaissance visuelle des mots et des lettres, par exemple…). La destruction de certaines parties de ce cortex va nous priver de fonctions simples, comme la vision (on parle de cécité corticale), ou complexes, comme le langage, la mémoire, les émotions… Une structure, l'hippocampe, située à la face interne des lobes temporaux, est particulièrement impliquée dans la mémoire. Cet hippocampe appartient à un système plus vaste, le système limbique, dont fait partie un noyau, l'amygdale, qui va jouer un rôle considérable dans l'organisation de nos émotions et le vécu de nos rêves. Naturellement, le cortex cérébral ne fonctionne pas de la même façon selon que nous sommes éveillés ou endormis.

Table des matières

MIXTE
Issu de sources responsables
FSC® C003309

Direction : Jean-Louis Hocq
Direction éditoriale : Suyapa Hammje
Édition : Marion Guillemet-Bigeard
Révision : Chloé Chauveau
Conception graphique et réalisation de la couverture : Guylaine Moi
Mise en pages : Nord Compo
Illustrations : Nord Compo
Fabrication : Céline Premel-Cabic

ISBN : 978-2-263-14810-1
Code éditeur : S14810
Dépôt légal : septembre 2017
Imprimé chez Normandie Roto Impression s.a.s. en France (1702375)

Solar | un département **place des éditeurs**

place
des
éditeurs